INTERVALLFASTEN FÜR FRAUEN 16:8 & Co

FETT VERBRENNEN AM BAUCH

ERNÄHRUNG KETO + REZEPTE

3 IN 1 Buch

Das Weg ist das Ziel

Die perfekte Kombination aus 3 Diäten mit & ohne Sport für deinen Abnehmerfolg!

Mark Lipke

1. Auflage 2020

INHALTSVERZEICHNIS

EINLEITUNG

Ewiges Kalorienzählen, das Weglassen von Kohlenhydraten, von Fett oder von bestimmten Lebensmitteln: Es kann ganz schön nervig sein, das eigene Gewicht zu halten. Abzunehmen ist sogar noch schwieriger und kann im Alltag eine echte Herausforderung mit viel Verzicht bedeuten. Zum Glück gibt es aber noch Alternativen, damit die Lieblingsgerichte oder ein leckeres Eis zwischendurch möglich sind. Die Lösung lautet Intervallfasten.

Das klingt im ersten Moment ebenfalls nach viel Verzicht. Doch Intervallfasten ist flexibel und ermöglicht es jedem Einzelnen, weiterhin zu genießen, dabei abzunehmen oder das Gewicht zu halten und vor allem gesund zu bleiben. Denn der menschliche Körper ist überhaupt nicht darauf ausgerichtet, ständig und im Überfluss Nahrung zu erhalten und kaum Pausen zwischen den einzelnen Mahlzeiten zu haben. Diese Überlastung führt schnell dazu, dass wichtige Reparaturprozesse in den Zellen nicht mehr durchgeführt werden können. Die Müdigkeit nimmt zu, das Gewicht erst recht und alt sehen wir auch noch viel schneller aus, da der Körper tatsächlich überfordert ist.

Es gibt glücklicherweise eine einfache Methode, wieder schlank, fit und gesund zu sein, jung zu wirken und viel mehr Energie zu haben. Durch das Intervallfasten, also durch den bewussten Verzicht auf einzelne Mahlzeiten, kann jeder Körper aufatmen. Die Effekte sind so schnell sichtbar und spürbar, dass schon fast von einer Geheimwaffe oder einer Art Wundermethode die Rede sein kann. Dabei handelt es sich mehr um eine der ältesten Ernährungsweisen überhaupt, auf die der menschliche Körper programmiert ist. Schließlich sind die Zeiten von Überfluss, vollen Supermärkten und der Möglichkeit, immer und jederzeit alles zu essen, ziemlich neu. Früher waren Pausen zwischen den Mahlzeiten normal, da es keine andere Option gab.

Damit kommen wir zum Intervallfasten, welches zu recht immer beliebter und bekannter wird. Die verschiedenen Methoden des Intervallfastens machen es möglich, die für sich beste Variante zu finden, die zum eigenen Lebensstil passt, und bisher bekannte Muster bei der Ernährung zu durchbrechen. Egal, ob es am Ende 16:8, 5:2 oder vielleicht doch 20:4 wird: Die positiven Effekte lassen sicherlich nicht lange auf sich warten.

In diesem Buch sollen daher die verschiedenen Fastentypen mit ihren Vorteilen genau wie mit ihren Nachteilen vorgestellt werden. Der Blick auf gesundheitliche Vorteile und die Aufdeckung von klassischen Fehlern, die viele Menschen bei der Umsetzung des Intervallfastens machen, dürfen natürlich ebenso wenig fehlen. Für den einfachen Start gibt es zusätzlich leckere und gesunde Rezepte für den Alltag, die den Hunger in der Fastenphase gar nicht erst aufkommen lassen. In einem kleinen Test wird außerdem gezeigt, welche Methode des Intervallfastens am besten zum jeweiligen Lebensstil passt.

Jetzt heißt es erst einmal: Viel Erfolg bei der Umsetzung und viel Freude mit den bald erkennbaren Effekten der neuen (alten) Form der Ernährung!

INTERVALLFASTEN: DAS STECKT DAHINTER

Beim Intervallfasten, auch unter dem Namen intermittierendes Fasten bekannt, geht es um eine Ernährungsart, bei der zu bestimmten Zeiten gefastet wird. In diesen Zeiten sind dann nur Wasser sowie ungesüßter Tee und je nach Auffassung auch Kaffee erlaubt. Es herrscht teilweise die Ansicht vor, dass beim Intervallfasten auf Koffein verzichtet werden sollte, wobei das nicht die gängige Meinung ist. Das Zeitfenster, in dem gegessen werden darf, wird je nach gewählter Methode eingestellt und dauert in der Regel 8 Stunden, manchmal auch nur 4 Stunden. Diese Form der Ernährung ist ein weit verbreiteter Trend, den immer mehr Menschen im Alltag umsetzen.

Klinische Studien zur Wirksamkeit dieser Ernährungsweise gibt es bisher nur wenige, jedoch zeigen Erfahrungen, die wenigen existierenden Studien und Tierversuche, wie sinnvoll das Intervallfasten ist. Die positiven Effekte erstrecken sich bei weitem nicht nur auf die schnellere Gewichtsabnahme, sondern auch auf die gesamte Gesundheit und sogar auf die Lebenserwartung. Dabei hängt das Intervallfasten klassische Diäten in Bezug auf die Abnehmerfolge ab, ist gesünder und kann nicht zuletzt viel leichter durchgehalten werden.

Zurückzuführen ist die Entstehung des Intervallfastens auf die früher übliche Art der Ernährung des Menschen – und zwar bevor es Supermärkte, Kühl- und Gefrierschränke sowie immer vorhandene, lange haltbare Nahrung gab. Denn ganz früher mussten die Menschen schließlich jagen und sammeln, um überleben zu können, und es ist definitiv nicht anzunehmen, dass immer ausreichend frisches Fleisch vorhanden war. Genau das Gleiche gilt für Beeren, Gemüse und Wurzeln, die Fleisch oder Fisch ergänzt haben. Völlig unabhängig von der jeweiligen Region und Herkunft der Menschen ist daher anzunehmen, dass längere Fastenperioden die Essenszeiten auf ganz natürliche Weise ergänzt haben.

Anders gesagt bedeutet das jedoch ebenso, dass der menschliche Körper schon aus Gründen der Evolution gar nicht auf die ständige Nahrungsaufnahme programmiert ist. Für die Verdauung wird viel Energie benötigt und es kann bei konstanter Essenszufuhr leichter dazu kommen, dass der Körper überfordert mit dieser Aufgabe ist. Darüber hinaus führen das ständige Essen genau wie große Portionen und nur kurze Pausen zwischen den einzelnen Mahlzeiten dazu, dass zu viel Energie aufgenommen wird. Ein hoher Körperfettanteil kann dann selbst beim Normalgewicht der Fall sein. Häufiger ist jedoch Übergewicht die Folge, welches wiederum mit vielen negativen Auswirkungen auf den Körper einhergeht.

Das Intervallfasten stellt eine einfache Lösung für diese Probleme dar und führt uns in Bezug auf die Ernährung wieder zurück zu den Ursprüngen. Bis heute haben sich viele verschiedene Formen des Intervallfastens entwickelt, die alle ihre ganz eigenen Vorteile sowie Nachteile mit sich bringen. Es ist möglich, nur einige Stunden oder den größten Teil des Tages nichts zu essen – oder auch mal einen ganzen Fastentag zur Entlastung einzulegen. Um diese Optionen genau wie um die Umsetzung des intermittierenden Fastens soll es daher in den folgenden Kapiteln gehen.

SO UNTERSCHEIDET SICH INTERVALL FASTEN VON KLASSISCHEM FASTEN

Das Intervallfasten ist ganz im Gegensatz zum klassischen Fasten auf einen längeren Zeitraum und nicht nur auf eine kurze Zeitspanne ausgerichtet. Darüber hinaus geht es beim Intervallfasten immer nur über einen recht kurzen Zeitraum hinweg darum, ganz auf Nahrung zu verzichten. Das Trinken von Säften ist in dieser Zeit ebenfalls nicht vorgesehen. Der Körper wird aber bei allen Formen des Fastens entlastet – nur müssen beim Intervallfasten weder eintretende Schwäche noch ein Abbau der Muskelmasse befürchtet werden. Dadurch ist das Fasten in Intervallen einfacher in den Alltag zu integrieren und kann ohne Verlust der Leistungsfähigkeit umgesetzt werden.

Egal, ob Saftfasten, Heilfasten oder Fasten nach Buchinger Art. All diese Methoden haben eines miteinander gemein: Sie sind immer auf einen kurzen Zeitraum ausgerichtet. Über längere Zeit hinweg ist es alles andere als gesund oder empfehlenswert, so streng zu fasten. Das erste Ziel des klassischen Fastens ist eine Reinigung und Entlastung des Körpers, nicht aber die Gewichtsabnahme an sich. Das Intervallfasten ist langfristiger gedacht und gleichzeitig flexibler. Es besteht die Möglichkeit, in den Fastenphasen gar nichts zu essen und nur Wasser zu trinken. Oder es werden ein oder zwei wöchentliche Fastentage festgelegt, an denen die

Aufnahme kleiner Essensmengen erlaubt ist. Das hängt ganz von der gewählten Methode sowie von den jeweiligen Ansprüchen und vom persönlichen Alltag ab. Der wichtigste Unterschied ist jedoch ganz klar die Herangehensweise. Fasten viele Menschen einmal oder zweimal im Jahr für einige Tage oder ein bis maximal zwei Wochen, soll das Intervallfasten letztlich eine langfristige Umstellung darstellen.

SCHLANK UND FIT OHNE DIÄTEN

Die ständigen Diäten vieler Menschen führen bei weitem nicht dazu, dass langfristig eine Gewichtsreduktion möglich ist oder dass es plötzlich keine Menschen mehr mit Übergewicht im Land gibt. Ganz im Gegenteil! Der Grund dafür ist ohne Frage der Jo-Jo-Effekt, bei dem nach einer kurzfristigen Umstellung der Ernährung nach dem Abnehmen ganz schnell wieder eine Zunahme erfolgt. Oft wird nämlich zunächst während der Diät die tägliche Energiezufuhr in einem extremen Maße heruntergefahren, wodurch nicht nur Muskelmasse verloren geht, sondern wodurch der Körper auch noch beginnt, jede Kalorie zu bunkern – als Puffer für die schweren Zeiten. Wenn dann wieder normal gegessen wird, werden die Speicher ganz schnell wieder aufgefüllt. Kein Wunder also, dass das Gewicht im Anschluss oft noch höher ist, als es vor der Diät der Fall war. Dabei ist Frust dann vorprogrammiert, da Diäten ja nicht gerade einfach durchzuhalten sind.

Aus diesem Grund ist es empfehlenswert, mit den ewigen Diäten aufzuhören und nach einer Methode zu suchen, mit der man langfristig schlank und fit wird und bleibt. Dafür ist das Intervallfasten wirklich eine sehr gute Lösung, da hierbei weiterhin Genuss und gutes, jedoch gesundes Essen möglich sind. Durch die Entlastung des Körpers ist es tatsächlich möglich, über Monate und Jahre hinweg dabeizubleiben. Das Gewicht wird sich dann mit der Zeit und bei der richtigen Umsetzung in einem gesunden Rahmen einpendeln und die Gesundheit profitiert ebenfalls von dieser Umstellung.

Mittlerweile wurde von vielen Menschen erkannt, dass nur eine dauerhafte Ernährungsumstellung beim Kampf gegen die überflüssigen Pfunde hilft. Wenn nach wenigen Wochen oder zwei bis drei Monaten wieder frühere Ernährungsweisen übernommen werden, dann wird eine entsprechende Gewichtszunahme nicht lange auf sich warten lassen. Das Intervallfasten bietet die Möglichkeit, ab sofort eine Umstellung zu erreichen, bei der nur wenige Regeln zu befolgen sind. Die Ernährung an sich muss natürlich zugleich gesünder werden, da sonst der gewünschte Effekt nicht eintreten kann. Doch im Vergleich zur Low-Carb-Ernährung, zur ketogenen Ernährung oder zum Clean Eating fällt es beim Intervallfasten leichter, mit wenigen und einfach durchführbaren Maßnahmen die eigene Ernährungsweise gesünder zu gestalten.

Es spricht natürlich nichts dagegen, das Intervallfasten mit einer zuckerfreien Ernährung, mit Clean Eating oder mit Low Carb zu kombinieren. Entscheidend ist dabei aber immer, dass genug Energie aufgenommen wird und die Vitamine und Mineralstoffe nicht zu kurz kommen. Darüber hinaus sollte die Methode, egal, welche bevorzugt wird, langfristig umgesetzt werden.

GESUNDHEITLICHE VORTEILE: DIE NEUE ANTI-AGING-METHODE

Das Rezept für die ewige Jugend wird schon sehr lange gesucht – und wurde immer noch nicht gefunden. Scheinbar! Denn es gibt durchaus Methoden, um länger jung und gesund zu bleiben und sogar nach außen hin so zu wirken. Dazu gehört gesunde Ernährung mit viel frischem Obst und Gemüse. Das Weglassen von industriell verarbeiteten Produkten, Weißmehl und Zucker hilft ebenfalls dabei, länger jung auszusehen. Doch es gibt noch eine weitere Methode: das Intervallfasten.

Der Grund für diesen Effekt liegt unter anderem darin, dass der menschliche Körper seine Zellen regeneriert. Diese Reparaturmaßnahmen finden beispielsweise beim Schlafen statt und ebenfalls dann, wenn nicht die gesamte Energie für die Verdauung benötigt wird. Der Körper profitiert daher enorm von Essenspausen über mehrere Stunden hinweg, in denen nur Wasser und ungesüßte Getränke aufgenommen werden. Denn dann ist wieder Energie für wichtige Arbeiten an den Zellen vorhanden, der gesamte Körper wird entlastet und kann sich anderen Dingen zuwenden.

Die gesundheitlichen Vorteile des Intervallfastens sind sehr umfangreich und gehen über einen reinen Anti-Aging-Effekt deutlich hinaus. Für einen besseren Überblick sollen an dieser Stelle die Vorteile dieser Ernährungs- und Lebensform einmal kurz aufgeführt werden:

- Abbau von Übergewicht
- Fokus auf die Reduzierung des Bauchfetts (welches aus gesundheitlicher Sicht besonders gefährlich ist)
- Der Blutdruck wird gesenkt
- Verbesserung der Insulinempfindlichkeit (Verarbeitung des Körpers von Zucker)
- Verbesserung der Blutzuckerwerte
- Die Gesundheit des Herzens wird erhöht
- Entzündungen im Körper und das Risiko dafür werden verringert
- Das Hunger- und Sättigungsgefühl wird ganz neu entdeckt
- Reduziert oxidativen Stress

- Beugt langfristig gesehen Krebs und Alzheimer vor
- Gut für das Gehirn
- Der Schlaf wird verbessert
- Der Körper kann Reparaturprozesse der Zellen ausführen und anregen – führt unter anderem zu einem jugendlicheren Aussehen und dazu, dass Entzündungen im Körper verhindert werden
- Das Immunsystem wird gestärkt
- Die Konzentrationsfähigkeit wird verbessert
- Mehr Energie und weniger Müdigkeit
- Der Anteil an dem Wachstumshormon HGH wird verbessert – dadurch fallen der Muskelaufbau sowie der Fettabbau leichter
- Fokus liegt auf den Bedürfnissen des Körpers
- Mehr Genuss bei den Mahlzeiten
- Entlastung des Darms und der gesamten Verdauung

In Bezug auf das Gewicht ist vor allem das gleichmäßige und gesunde Abnehmen hervorzuheben. Gerade Bauchfett ist ein gesundheitliches Risiko und kann auf diese Weise schneller und nachhaltiger abgebaut werden, als es mit anderen Diäten oder Ernährungsformen der Fall ist. Der höhere Anteil des

Wachstumshormons HGH ist gerade für den Muskelaufbau beim Sport und für den Abbau von Körperfett sehr wichtig. Darüber hinaus sinkt der Insulinspiegel durch die geringeren Mengen an aufgenommener Nahrung ab. Das ist nicht nur für eine Vorbeugung von Diabetes Typ 2 hilfreich, sondern beugt gleichzeitig Heißhunger vor. Das Abnehmen wird dann automatisch ein wenig leichter fallen, als es bei einem sonst stark schwankenden Insulinspiegel der Fall wäre. Durch das sinkende Übergewicht werden verschiedene Herz-Kreislauf-Erkrankungen sowie die Gefahr, Beschwerden mit den Gelenken zu bekommen, verringert.

Allerdings reichen die Vorteile noch weiter, wenn man sich die oben stehende Liste einmal genauer ansieht. Da körpereigene Prozesse der Zellreparatur angeregt werden und Fasten sogar gut für das Herz und das Gehirn ist, wird tatsächlich die Wahrscheinlichkeit des Erkrankens an verschiedensten Krankheiten reduziert. Alzheimer und Krebs sollen unter anderem durch Entzündungen hervorgerufen werden, denen das Intervallfasten vorbeugen kann. Darüber hinaus sinkt insgesamt das Risiko, Entzündungen im Körper zu bilden und das Immunsystem wird ebenfalls gestärkt. Weniger Infekte und Erkrankungen sind die Folge, sodass der Körper sich nicht mehr so stark mit der deren Bekämpfung beschäftigen muss.

Überhaupt ist das Wohlbefinden insgesamt besser, was

sicherlich nicht zu unterschätzen ist. Die häufig auftretende Müdigkeit während des Tages wird verringert oder verschwindet ganz und der Schlaf wird nach einiger Zeit ebenfalls besser. Gute Laune, mehr Energie und eine verbesserte Konzentrationsfähigkeit runden die Vorteile ab. Viele Menschen berichten beispielsweise davon, dass ihre Leistungsfähigkeit beim Arbeiten genau wie beim Sport durch das Intervallfasten deutlich verbessert wurde. Aufgaben können schneller und besser erledigt werden und die Leistungen beim Training steigen ebenfalls an. All diese Veränderungen gehen aber nur mit der richtigen Umsetzung des Intervallfastens einher und werden nicht von heute auf morgen eintreten. Mit ein wenig Geduld ist es jedoch ohne Weiteres möglich, diese Effekte zu erzielen.

NACHTEILE DES FASTENS – WER SOLLTE NICHT MITMACHEN?

Tatsächlich ist das Fasten, allen Vorteilen zum Trotz, nicht für jeden geeignet. Es gibt Menschen, die hierbei nicht mitmachen sollten und die besser dabei bleiben, gesünder und abwechslungsreicher zu essen – jedoch ohne Fastenphasen. Je nach Kreislauf oder bei einer Vorerkrankung kann sich das Fasten negativ auf die Gesundheit auswirken und eventuell Schwierigkeiten mit sich bringen.

Nicht geeignet ist das Intervallfasten für folgende Personen:

- Menschen mit einem niedrigen Blutzuckerspiegel
- Diabetiker
- Alle, die in der Vergangenheit Essstörungen hatten
- Kranke Menschen
- Teenager
- Kinder
- Schwangere oder stillende Frauen

Bei einem geringen Blutzuckerspiegel kann das Fasten dazu führen, dass Tropfen im Blutzucker entstehen. Mögliche Symptome nach einem Fastentag ohne

Mahlzeiten wären dann möglicherweise Zittern, Herzrasen oder Müdigkeit. Für alle, die in der Vergangenheit Essstörungen hatten, ist das intermittierende Fasten sicherlich ebenfalls schwierig, da hier oft die früheren Symptome wieder auftreten. Sehr schnell passiert es dann beispielsweise, dass übertrieben wird und die Phasen ohne Mahlzeiten eventuell sehr lange ausgedehnt werden. Oder es kommt vor, dass so große Portionen gegessen werden, dass im Anschluss Übelkeit und andere Beschwerden auftreten.

Fest steht außerdem, dass bei vorhandenen Erkrankungen aller Art eine Umstellung auf diese Ernährungsform nur mit ärztlicher Begleitung erfolgen sollte. Das gilt gerade für Diabetiker, die genau abstimmen sollten, ob ein stundenweises Fasten möglich oder doch eher gefährlich ist. Darüber hinaus kann es bei verschiedenen Krankheiten vorkommen, dass die Aufnahme besonders vieler Nährstoffe sowie Vitamine und Mineralstoffe erforderlich ist, was durch das Intervallfasten eventuell behindert wird. Daher macht es Sinn, vorher einmal mit dem Arzt zu sprechen, bevor die Ernährung umgestellt und das genaue Essens- und Fastenfenster festgelegt werden.

Zu guter Letzt ist das Intervallfasten nicht für Kinder und Jugendliche sowie für schwangere oder stillende Frauen geeignet. Der Grund hierfür ist zum einen das Wachstum und zum anderen die Versorgung mit Nährstoffen sowie der höhere Energiebedarf dieser Personengruppen. Wer aber soweit gesund ist und nicht zu den zuvor genannten Risikogruppen zählt, kann das Intervallfasten bedenkenlos durchführen. Alle anderen sollten vorher mit dem Arzt sprechen oder sich eventuell einmal darauf untersuchen lassen, ob keine Gründe gegen eine Ernährungsumstellung sprechen. In vielen Fällen bieten sich sonst auch eher mildere Formen des Intervallfastens an, zu denen beispielsweise die 16:8-Methode oder die 5:2-Methode in der sanfteren Form, die 500 Kalorien täglich vorsieht, gehören.

DIE AUSWIRKUNGEN DES STÄNDIGEN ESSENS

Ständiges Essen über den ganzen Tag hinweg, oft in Verbindung mit großen Portionen und ungesunden Mahlzeiten, hat erhebliche Auswirkungen auf den Körper. Diese werden allerdings häufig ignoriert, weil sie in vielen Fällen schleichend auftreten. Gesundheitliche Probleme wie Übergewicht, Bluthochdruck und Diabetes Typ 2 sind nur einige Folgen einer solchen Lebensweise, die sich langfristig stark auf die Lebensqualität auswirken können. Natürlich ist es ebenso wenig empfehlenswert, zu wenig zu essen und den Körper dann nicht mehr mit ausreichend Vitaminen und Mineralstoffen zu versorgen. In solchen Fällen drohen Mangelernährung sowie Untergewicht. Krankheiten treten bei zu geringen

Nahrungsmengen genauso auf, wie es bei Übergewicht der Fall ist.

Es geht also immer darum, die Balance zu finden und weder zu wenig noch zu viel zu essen. Dadurch können Folgekrankheiten vermieden werden oder es ist zumindest möglich, diesen vorzubeugen. Durch das Intervallfasten ist es in jedem Fall einfacher, nicht mehr ständig zu essen und die Nahrungsmengen auf ein gesundes Maß zu reduzieren. Wenn die Essensmengen geringer ausfallen, kann das Körpergewicht in einem gesunden Rahmen gehalten werden. Auf diese Weise wird gefährliches Bauchfett gar nicht erst aufgebaut und der Blutzuckerspiegel kann genau wie der Blutdruck in einem gesunden Maß gehalten werden.

Für die Einnahme gesunder Essensmengen sind alle im Folgenden vorgestellten Fastenmethoden eine sehr gute Grundlage. Nach einiger Zeit kannst du dann von den bereits beschriebenen Vorteilen profitieren und schützt deine Gesundheit vor den negativen Folgen des ständigen Essens, welches immer häufiger dem Alltag vieler Menschen entspricht. Die Zeiten von Überfluss und Nahrungsmitteln, die immer erhältlich sind, sorgen schließlich auch für eine ganz eigene Herausforderung, die nicht zu unterschätzen ist.

DIE KLASSISCHEN FASTENMETHODEN

Fasten ist flexibel und lässt sich individuell auf die jeweiligen Bedürfnisse anpassen. Da es ganz unterschiedliche Modelle gibt, die alle funktionieren, fällt es leicht, die perfekte Methode für sich zu finden. Schließlich sind nicht alle Menschen gleich – während der eine ohne sein Frühstück nicht einsatzfähig ist, wird es beim anderen nicht ohne Mittagessen gehen. Die einen lieben strenge Disziplin, die anderen neigen eher zum Schlemmen und brauchen alltagstaugliche Lösungen, die den Genuss nicht kaputtmachen. Im Gegensatz zu Diäten geht es beim Intervallfasten wirklich nicht um Verbote, also um erlaubte oder verbotene Lebensmittel, sondern um Zeitfenster. Da zu festen Zeiten gefastet und zu anderen gegessen wird, herrschen nicht die ganze Zeit über Hungergefühle vor, wie es bei bestimmten Diäten ja der Fall ist.

Im Folgenden werden zunächst einmal die einzelnen, heute üblichen und gern genutzten Fastenmethoden vorgestellt, die zum Intervallfasten gehören. Im Anschluss folgen ein genauerer Blick auf die Vor- und Nachteile des Intervallfastens sowie auf die Möglichkeit, die für den eigenen Rhythmus optimale Variante zu finden. Hierbei ist es wirklich essenziell, sich nicht gegen den eigenen Biorhythmus zu wehren, sondern mit diesem im Einklang zu bleiben. Wer zum Beispiel morgens keinerlei Hunger oder Appetit hat und abends nicht gut ohne Essen auskommt, sollte nicht ab der Mittagszeit fasten. Das würde höchstwahrscheinlich nur dazu führen, dass man sich entweder selbst quält oder schon nach kurzer Zeit aufgibt, weil es dann nicht realistisch ist, dass diese strengen Regeln langfristig eingehalten werden. Denn darauf ist das Intervallfasten am Ende ausgerichtet. Es geht hier nicht um eine kurzzeitige Umstellung der vorhandenen Gewohnheiten in Bezug auf die Ernährung, sondern mehr darum, wirklich langfristig etwas zu verändern und der Gesundheit dadurch positive Effekte zu verschaffen.

Es gibt bei den im Folgenden vorgestellten Fastenmethoden keine einzig wahre Methode und auch keine Variante, die als falsch bezeichnet werden sollte. Jede Form des Intervallfastens bringt Vorteile und zugleich einige Nachteile mit sich. Es geht mehr darum, die für sich optimale Möglichkeit zu finden und dann konsequent dabeizubleiben. Das klingt viel schwerer, als es am Ende wirklich ist, da es keine Verbote gibt und bei der richtigen Umsetzung keinerlei Mangelerscheinungen zu befürchten sind. Dadurch unterscheidet sich das Intervallfasten deutlich von normalen Diäten, die ja meist lediglich wegen einer Gewichtsreduktion und nicht wegen gesundheitlicher Vorteile gestartet werden.

DER ALLROUNDER: 16:8

Die vielleicht üblichste und am weitesten verbreitete Fastenmethode beim Intervallfasten, lautet 16:8.

Obwohl es manchmal so dargestellt wird, handelt es sich hierbei definitiv nicht um die einzige Option, die vorhanden ist. Doch dazu später mehr. Hinter der Abkürzung 16:8 verbirgt sich nichts anderes als eine Fastenphase von 16 Stunden täglich bei einem Essensfenster von 8 Stunden. Das klingt im ersten Moment nach einer sehr langen Fastenphase jeden Tag, doch so schlimm ist das gar nicht. Schließlich ist es normal, rund 8 Stunden von diesen 16 Stunden zu schlafen. Mit Wasser und Tee lässt sich eine Fastenphase dann sogar ziemlich gut durchhalten, wenn hier erst einmal eine gewisse Routine vorhanden ist. In den 8 Stunden, in denen gegessen werden darf, sind alle Lebensmittel erlaubt. Allerdings schon in Maßen, denn der tägliche Kalorienbedarf sollte dennoch nicht überschritten werden. Das bedeutet somit, dass eine sehr ungesunde und kalorienreiche Ernährung selbst bei nur zwei täglichen Mahlzeiten dazu führen kann, dass eine Gewichtsabnahme nicht mehr erfolgt.

Doch kommen wir erst einmal zu der Umsetzung dieser Fastenmethode in die Praxis. Einmal angenommen, das Fasten wird um 11 Uhr morgens für ein spätes Frühstück oder für ein frühes Mittagessen gebrochen. Dann beginnt um 11 Uhr das Essensfenster von 8 Stunden am Tag – die letzte Mahlzeit sollte also um 19 Uhr abends beendet sein. Nach 19 Uhr und vor 11 Uhr morgens gibt es somit nur Wasser und ungesüßten Tee (oder Kaffee). Das Frühstück fällt in diesem Beispiel also aus und wird zu einer Art Brunch, und das Abendessen findet einfach nicht so spät am Abend statt. Bei einem solchen Zeitfenster handelt es sich um eine sehr beliebte Methode, da viele Menschen ohne Frühstück sehr gut zurechtkommen, jedoch nicht auf ihr Abendessen verzichten wollen. Natürlich kann die Zeitspanne genauso gut von 12 Uhr mittags bis um 20 Uhr abends oder vielleicht von 10 Uhr morgens bis um 18 Uhr abends dauern. Das hängt ganz von den individuellen Vorlieben ab. Falls das Frühstück wichtig und unverzichtbar ist, kann das Essensfenster ebenso von 7 Uhr morgens bis um 15 Uhr dauern.

Es kommt bei dieser Form des Intervallfastens darauf an, dass der Körper jeden Tag 16 Stunden lang nicht durch die Nahrungsaufnahme belastet wird und so Zeit und Energie für wichtige Reparaturprozesse hat. Dadurch treten alle Vorteile auf, die mit dem Intervallfasten in Verbindung gebracht werden und so profitiert die Gesundheit ebenfalls von diesen Veränderungen. In der Theorie ist wie gesagt der Verzehr aller Lebensmittel erlaubt, wenn gerade nicht gefastet wird. In der Praxis ist es viel einfacher, das Fasten durchzuhalten, wenn gesund und ausgewogen gegessen wird. Denn das Intervallfasten ist einfacher umsetzbar, wenn zum Beispiel eine Gemüsepfanne und nicht unbedingt eine Pizza vor dem Beginn der Fastenphase auf dem Plan steht. Dazu gibt es aber in den folgenden Kapiteln noch weitere Informationen.

WENIG EINSCHRÄNKUNGEN: 5:2

Ebenso wie die 16:8-Methode ist die 5:2-Methode eine der beliebtesten Methoden beim Intervallfasten, da einem viele Freiheiten gelassen werden. Es geht darum, dass an fünf Tagen in der Woche normal gegessen und an zwei Tagen gefastet wird. Natürlich kann an beiden Fastentagen auf alles bis auf Flüssigkeit verzichtet werden. Deutlich verbreiteter ist es aber, dass an den beiden Fastentagen rund 500 Kalorien aufgenommen werden. Genauer gesagt werden 500 Kalorien bei Frauen und bis zu 600 Kalorien bei Männern für ideal gehalten, denn sie schenken einem genug Energie für einen normalen Alltag.

Solange an den anderen fünf Tagen normal, jedoch nicht zu viel gegessen wird, ist auch mit diesem Konzept eine Gewichtsreduktion ohne Weiteres möglich. Viel wichtiger ist aber, dass neben dem Abnehmen der Körper entlastet wird und so alle Vorteile des Intervallfastens eintreten können.

IDEAL ZUM GEWICHTHALTEN: 6:1

Eine Art Unterform der 5:2-Methode mit zwei Fastentagen ist die 6:1-Methode mit nur einem wöchentlichen Fastentag. Der Grundgedanke ist hierbei, dass nicht jeder abnehmen möchte, sondern dass das Gewicht gehalten werden soll. Die gesundheitlichen Vorteile treten übrigens zum Glück ebenfalls auf, wenn nur an einem Wochentag gefastet wird. Außerdem ist diese Variante noch leichter in den Alltag zu integrieren, als es bei mehreren wöchentlichen Fastentagen der Fall ist.

Die Umsetzung ist die gleiche wie bei der zuvor beschriebenen 5:2-Methode. An einem Tag in der Woche wird gefastet, wodurch an diesem beliebigen Tag die Aufnahme von bis zu 500 Kalorien für Frauen und bis zu 600 Kalorien für Männer erlaubt ist. Perfekt ist diese Methode des Intervallfastens für alle, die nicht mehr unbedingt abnehmen, sondern ihr Gewicht halten möchten. Der Körper profitiert in jedem Fall davon, dass an einem Tag weniger gegessen wird und er Zeit hat, sich zu regenerieren.

VIEL FREIRAUM: 20:4

Ganz viel Freiraum bietet die 20:4-Methode – doch sie erfordert zugleich viel Disziplin und macht es nicht immer einfach, im Alltag diese Fastenform durchzuhalten. Denn es wird bei dieser Methode an 20

Stunden am Tag gefastet – das Essensfenster ist tatsächlich nur für 4 Stunden täglich vorgesehen. Dadurch sind Gewichtsabnahmen extrem schnell möglich, der Körper wird stark entlastet, aber gerade in der Anfangszeit kann der Hunger sehr groß sein. Das macht es nicht unbedingt leicht, die 20:4-Methode durchzuhalten. Doch manchmal bietet es sich an, erst einmal nur für wenige Tage diese Form des Intervallfastens zu nutzen und dann wieder auf leichtere Methoden wie auf 16:8 umzusteigen.

Der gewonnene Freiraum bei dieser Methode bezieht sich darauf, dass kaum Gedanken um Mahlzeiten nötig sind. Das spart tatsächlich Zeit, egal, wie sich das im ersten Moment anhört. Denn die Zubereitung von zwei oder sogar drei Mahlzeiten täglich ist normalerweise mit einem hohen Zeitaufwand verbunden und es kann ganz schön anstrengend sein, das im Alltag immer auf gesunde Weise zu schaffen. Jetzt stellt sich die Frage, wie genau die 20:4-Methode umsetzbar ist und welche Vor- oder Nachteile sich daraus ergeben.

Einmal angenommen, das Fasten wird um 12 Uhr mittags für eine erste Mahlzeit gebrochen. Dann würde bis nachmittags um 16 Uhr die letzte Mahlzeit des Tages beendet sein, bevor wieder für 20 Stunden bis zum kommenden Mittag gefastet wird. Um 12 Uhr könnte eine Hauptmahlzeit auf dem Plan stehen, die viel Gemüse und gesunde Kohlenhydrate beinhaltet, die lange sättigen. Um 15:30 wäre dann der Zeitpunkt für einen größeren Snack gekommen, der anhaltend sättigt, bis das Fasten wieder gebrochen wird. Eine Option könnte ein Obstsalat mit Nüssen, Samen und vielleicht mit Mandel- oder Erdnussmus sein. Gerade Nüsse und Nussmus halten richtig lange satt und schenken auch vor dem Sport eine Extraportion Energie. Es ist von großer Bedeutung, dass in der Fastenphase viel getrunken wird und dass in den vier Stunden, in denen gegessen werden darf, gesunde, ausgewogene und für lange Zeit sättigende Mahlzeiten verzehrt werden. Mit Fast Food oder einem riesigen Teller Nudeln ist also kaum ein Erfolg möglich, da dann nach einiger Zeit ein regelrechtes Hungerloch droht.

Wer es schafft, diese Fastenmethode in seinen Alltag zu integrieren, wird lernen, welche Mahlzeiten optimal in Bezug auf die Energie, die Sättigung und den Genuss sind und nimmt zudem sehr schnell ab. Natürlich sollen die vier Stunden, in die das Essensfenster fällt, nicht zum pausenlosen Essen genutzt werden. Dann sind sogar Gewichtszunahmen möglich, da schließlich in vier Stunden problemlos 2.000 und mehr Kalorien gegessen werden können. Wie bei allen anderen Methoden ist es auch hier wichtig, die gesamte tägliche Kalorienmenge im Auge zu behalten, da beim Intervallfasten manchmal gern aufgrund der kürzeren Zeitspannen, in denen das Essen erlaubt ist, zu viel gegessen wird.

Folgende Vorteile bietet diese Methode:

- Besonders schnelles Abnehmen
- Viel Flexibilität im Alltag, da nur eine Hauptmahlzeit und eine Zwischenmahlzeit anfallen
- Viel Energie im Alltag, da der Körper weniger durch Mahlzeiten belastet wird
- Spart Zeit
- Ideal für alle, die mit einer großen Mahlzeit am Tag erst einmal zufrieden sind
- Eignet sich ebenfalls sehr gut für den beruflichen Alltag

Nachteile von 20:4:

- Erfordert viel Disziplin
- Nicht immer leicht mit einem aktiven Sozialleben vereinbar
- Starker Hunger ist gerade zu Beginn ein Thema
- Erfordert sehr gut ausgewählte Mahlzeiten, die lange sättigen

FÜR DISZIPLINIERTE: 2:1 ODER DAS 24-STUNDEN-FASTEN

Die härteste beziehungsweise strengste Methode beim Intervallfasten soll an dieser Stelle ebenfalls vorgestellt werden, wobei diese Variante wohl nicht ganz so häufig gewählt wird. Gemeint ist die 2:1-Methode, die unter dem Namen 24-Stunden-Fasten bekannt ist. Wie das aussieht, kann man sich wohl gut vorstellen, doch die Durchführung oder wohl eher das Durchhalten sind nicht unbedingt leicht.

Gefastet wird immer einen vollen Tag lang, also für 24 Stunden. Danach folgt ein normaler Tag, an dem wie gewohnt gegessen wird – wieder gefolgt von einem Fastentag. Der Körper kann sich erholen, leitet Reparaturprozesse in den Weg und der Appetit reguliert sich durch diese Methode ebenfalls. Nach einiger Zeit fällt es außerdem leichter, den Fastentag durchzuhalten, und die Portionen an dem Tag, an dem das Essen erlaubt ist, fallen dann automatisch ein wenig geringer aus. Hierbei gibt es am Fastentag an sich wirklich nur Wasser sowie ungesüßten Kaffee und Tee. Weitere Regeln sind nicht zu beachten, doch eine gesunde Ernährung an den normalen Tagen mit nicht zu übertrieben großen Portionen ist sehr wichtig, damit der Körper nicht völlig durcheinandergebracht wird. Die Gewichtsreduktion fällt natürlich bei dieser Form des Fastens gerade in der Anfangszeit extrem aus. Ob sich diese Methode dauerhaft in den Alltag integrieren lässt, muss jeder für sich ausprobieren, da es sich hier schon um eine größere Herausforderung handelt.

Vorteile von 2:1:

- Sehr schnelles Abnehmen
- Einfache und effektive Methode, um den Hunger und die Portionen zu reduzieren
- Es wird viel Zeit gespart
- Reduziert die Ausgaben für Lebensmittel erheblich
- Die Priorität im Alltag wird vom Essen weggelenkt

Nachteile des 24-Stunden-Fastens:

- Starke Einschränkung im Alltag
- Gerade am Anfang schwer durchzuhalten
- Es dauert, bis sich die Portionen an den Essenstagen einpendeln – Gefahr, mit viel zu großen Portionen zu beginnen
- Nur für wirklich gesunde Menschen ohne Probleme mit dem Kreislauf etc. geeignet

TEST: FINDE DIE PERFEKTE FASTENMETHODE

So viele verschiedene Fastenmethoden machen es einem gar nicht einfach, die optimale Variante für sich selbst zu finden. Vielleicht hast du beim Lesen über die einzelnen Methoden ja schon Varianten in Betracht gezogen und andere verworfen, weil sie dir doch zu schwierig in Bezug auf das Durchhalten erscheinen oder nicht so gut zu deinem Alltag passen. So oder so soll dieser Test jetzt dabei helfen, die beste Option zu finden und sich eine Fastenmethode herauszusuchen, die tatsächlich langfristig durchgehalten werden kann. Bei der Wahl einer unpassenden Methode kommt schließlich nur Frust auf und die Wahrscheinlichkeit ist größer, dass du das Intervallfasten abbrichst.

Beantworte dir daher diese fünf Fragen ganz ehrlich:

1. Mir fällt es leicht, auch einmal einen ganzen Tag lang nichts zu essen oder nur sehr wenig zu mir zu nehmen.
2. Mein Schwerpunkt liegt auf einer bestimmten Mahlzeit. Die anderen sind nicht so wichtig.
3. Ich möchte mir so wenig Gedanken wie nur möglich rund um die Ernährung machen.
4. Auf das Frühstück oder das Abendessen kann ich problemlos verzichten.

5. Mein Sozialleben ist sehr aktiv, sodass ich möglichst viel Spielraum haben möchte.

Zu den Antworten:

1. Wenn du hier mit Ja geantwortet hast, bieten sich strengere Methoden wie die 5:2-Methode oder die 2:1-Methode an. Dann kannst du an den Fastentagen wenig oder nichts essen und wirst an den übrigen Tagen nicht eingeschränkt. Deine Antwort ist Nein? Dann wäre die 16:8- oder die 20:4-Methode sicherlich die bessere Wahl für dich, da du hier keine vollständigen Tage fasten musst.

2. Bei einem Nein solltest du überlegen, ob du hieran vielleicht etwas verändern kannst. Denn wenn dir drei Mahlzeiten täglich extrem viel bedeuten, könnte es mit dem Fasten tatsächlich ein wenig schwieriger werden. Möglich wäre es noch, wenn dir beispielsweise das Frühstück und das Mittagessen wichtig sind, du aber auf das Abendessen verzichten könntest. Dann würde sich die 16:8-Methode mit dem Weglassen des Abendessens anbieten. Wenn deine Antwort Ja lautet, solltest du dir überlegen, welche Mahlzeit dir besonders wichtig ist. Der Schwerpunkt liegt dann auf dieser Mahlzeit und du kannst selbst entscheiden, ob du innerhalb von nur vier, von sechs oder von acht Stunden täglich essen möchtest.

3. Falls du dir möglichst wenig Gedanken um deine Ernährung machen möchtest, stellen Fastentage zwischendurch eine sehr gute Möglichkeit dar. Damit sparst du Zeit, Geld und bleibst besonders flexibel.

4. Wenn du auf eine Mahlzeit gut verzichten kannst, wäre die 16:8-Methode sicherlich am einfachsten für dich. Sie ist außerdem besonders leicht in den Alltag integrierbar.

5. Ein sehr aktives Sozialleben ist zum Teil schwer mit dem stundenweisen Fasten vereinbar. Eine gute Lösung sind dann einzelne Fastentage in der Woche, da selbst bei einem aktiven Sozialleben sicherlich an einem oder an zwei Tagen wöchentlich mal nichts mit anderen Leuten unternommen beziehungsweise mit ihnen gegessen wird. Diese Tage bieten sich dann zur Entlastung des Körpers an, da häufige Restaurant- oder Barbesuche sonst schnell Spuren in Bezug auf das Gewicht oder die Gesundheit hinterlassen können.

Natürlich musst du am Ende immer für dich selbst entscheiden und überlegen, welche Methode am besten zu deinem Alltag passt. Möglichst wenige Einschränkungen bietet die 16:8-Methode, da du innerhalb von acht Stunden täglich normal essen kannst. Die 5:2-Methode mit zwei wöchentlichen Fastentagen ist besonders flexibel und eignet sich sehr gut bei einem vollen Terminkalender beziehungsweise einem aktiven

Sozialleben. Hierbei lohnt sich oft eine individuelle Anpassung der ausgewählten Tage und Zeiten, damit sie zum persönlichen Alltag passen. Sicherlich ist es zudem besonders wichtig, dass überhaupt etwas unternommen wird und der Körper sich zumindest zeitweise nicht mehr mit der Verdauung beschäftigen muss. Das ist mit dem Intervallfasten umsetzbar. Möglich ist es übrigens ebenfalls, sich erst einmal Stück für Stück an die Umstellung zu gewöhnen und auf diese Weise mit dem Hungergefühl besser zurechtzukommen.

ELF KLASSISCHE FEHLER BEIM INTERVALLFASTEN

Immer wieder wird in Bezug auf das Intervallfasten behauptet, dass in den Zeiten, in denen Essen erlaubt ist, alles ohne Ausnahme gegessen werden kann. Dabei stimmt das so nicht ganz, da jeder Mensch noch immer eine bestimmte Kalorienmenge benötigt, um weder ab- noch zuzunehmen. Wird in den Essensfenstern zu viel gegessen, sodass kein Kaloriendefizit entsteht, wird auch das Abnehmen nicht funktionieren. Dabei ist das nur einer von vielen verschiedenen klassischen Fehlern, die beim Intervallfasten immer wieder zu beobachten sind. Um den Einstieg und das Durchhalten leichter zu machen, sind an dieser Stelle die klassischen Fehler aufgeführt, die beim Intervallfasten immer wieder gemacht werden. Wenn diese elf Fehler vermieden werden, dann fällt das Fasten nicht nur leichter, sondern ist auch viel effektiver und macht sogar mit der Zeit richtig Spaß.

#1: Zu große Mahlzeiten

Ein klassischer Fehler beim Intervallfasten ist es in jedem Fall, aus Angst vor Hunger in der Fastenphase sehr große Mahlzeiten zu essen. Häufig wird dann die gesamte tägliche Kalorienmenge in zwei täglichen Mahlzeiten eingenommen. Dadurch muss der Körper noch immer viel arbeiten, da durch die großen Mengen weiterhin die Verdauung stark belastet wird. Gewicht zu reduzieren fällt dadurch ebenfalls schwer und der Hunger wird genau wie die Müdigkeit ganz sicher die Fastenphase bestimmen. Besser ist es, normale Portionen zu essen und dadurch einen wirklichen Effekt zu erzielen.

#2: Ungesundes Essen

Ein ganz typischer Fehler ist es, genauso ungesund wie vor der Umstellung auf das Intervallfasten zu essen. Wenn also innerhalb der vier oder acht Stunden täglich weiterhin Pizza, Hamburger und Süßigkeiten die Ernährung dominieren, dann bringt auch das Fasten nicht viel. Der Hunger wird darüber hinaus bei einer solchen Ernährung sehr groß sein – vom Nährstoffmangel einmal ganz zu schweigen. Entscheidend ist es daher, nicht nur die Essenszeiten anzupassen, sondern auch die Ernährung umzustellen, falls man vorher ungesund gegessen hat.

#3: Zu schnell essen

Nicht nur beim Intervallfasten ist zu schnelles Essen ein Problem, da dem Magen dadurch nicht signalisiert wird, dass er schon genug hatte. Gründlich zu kauen und zwischendurch mal das Besteck abzulegen, ist daher der bessere Weg, durch den die eingenommenen Portionen sicherlich kleiner werden.

#4: Falsche Lebensmittelwahl

Mit den richtigen Lebensmitteln, die lange sättigen und viele Vitamine und Mineralstoffe beinhalten, lässt sich jede Fastenphase gut durchhalten. Die falsche Wahl der Lebensmittel sorgt hingegen für Hunger und macht das Durchhalten schwer. Klassische Beispiele für weniger geeignete Lebensmittel sind unter anderem alle Lebensmittel aus Weißmehl genau wie weiße Nudeln oder Reis. Die Vollkornvariante sättigt hingegen länger und beinhaltet zusätzlich wertvolle Ballaststoffe, die vor Hunger schützen. Ideen für die geeigneten Lebensmittel und für Gerichte, die vor Hunger schützen, findest du ebenfalls in diesem Buch.

#5: Übertreiben ist nicht gut

Fasten fühlt sich gut an, sorgt für mehr Energie und für weniger Müdigkeit. Allerdings neigen einige Menschen zum Übertreiben und dehnen die Fastenphasen dann sehr stark aus. Aus einer Fastenphase von 16 Stunden werden dann beispielsweise 22 Stunden. Zu wenig zu essen ist aber der falsche Weg, da es sich schließlich um eine langfristige Umstellung handeln soll.

#6: Kurzfristige Umsetzung

Beim Intervallfasten handelt es sich nicht um eine Diät. Wirklich nicht! Vielmehr geht es hierbei um eine Ernährungsumstellung, die auf lange Sicht eingehalten werden sollte. Schließlich profitiert dann nicht nur das Gewicht, sondern auch die Gesundheit von der Umstellung. Es ist ja die heute klassische Ernährungsform, die oftmals überhaupt erst zu gesundheitlichen Problemen führt. Daher macht es Sinn, die eigenen Gewohnheiten langfristig zu verändern und sich eine Methode des Fastens auszusuchen, die über lange Zeit hinweg umsetzbar ist.

#7: Kalorien in der Fastenphase

Auf Mahlzeiten zu verzichten, fällt oft gar nicht so schwer, doch die Coca-Cola, ein Fruchtsaft oder ein Kaffee mit Milch werden schon nicht so schlimm sein? Der Gedanke beim Intervallfasten ist wirklich, in der Phase des Fastens auf eine Kalorieneinnahme zu verzichten, damit der gewünschte Effekt eintritt. Daher sollten weder Zucker noch Milch oder andere Getränkezusätze mit Kalorien in der Fastenphase eingenommen werden. Besser ist es also, nur auf Wasser und auf ungesüßten Tee zu setzen. Das ist gesünder und sorgt dafür, dass das Intervallfasten effektiver ist.

#8: Die falsche Methode wählen

Nicht umsonst gibt es so viele verschiedene Methoden beim Intervallfasten (genau wie einen Test in diesem Buch, der dabei hilft, die beste Fastenmethode für den eigenen Alltag zu finden). Wer die falsche Methode wählt, die sich nicht mit dem persönlichen Alltag und den eigenen Gewohnheiten vereinbaren lässt, wird sehr schnell Probleme beim Durchhalten bekommen. So kommt nicht jeder damit zurecht, einen ganzen Tag lang nichts zu essen, nur eine Mahlzeit pro Tag zu essen oder auf das Frühstück zu verzichten. Es geht daher nicht allein um die Methode beim Intervallfasten an sich, sondern vielmehr um die Auswahl des Zeitfensters, für das die Mahlzeiten eingeplant werden. Ein Beispiel hierfür wäre, dass du immer gern gefrühstückt hast und das jetzt ändern möchtest. Dein Zeitfenster zum Essen legst du daher auf 11 Uhr morgens bis 19 Uhr abends. Doch morgens kannst du dich vor lauter Hunger kaum noch konzentrieren, bist gereizt, müde und lustlos – und isst viel zu viel zum Mittagessen. Hier wäre es zum Beispiel besser, die Zeit zum Essen vielleicht von 9 bis 17 oder von 8 bis 16 Uhr zu legen. Das Durchhalten dürfte dann sicherlich viel leichter fallen.

#9: Wenig trinken

Zu wenig Flüssigkeit macht den Stoffwechsel träge und behindert die für die Zellen so wichtigen Reparaturprozesse. Außerdem haben Hungergefühle und eine starke Müdigkeit nicht selten einen Flüssigkeitsmangel als Grund. Beim Intervallfasten sollten daher ausreichend Wasser und ungesüßte Kräutertees konsumiert werden – das gilt besonders für die Fastenphase. Zwei Liter Flüssigkeit sollten es etwa täglich sein und bei viel Bewegung und Sport entsprechend mehr.

#10: Aufgeben aufgrund zu hoher Erwartungen

Zum Teil herrschen Erwartungen vor, dass innerhalb eines Monats durch das Fasten bis zu zehn Kilo weniger möglich sind. Die Enttäuschung ist dann groß, wenn es doch nur ein bis zwei Kilo sind. Dabei ist eine Gewichtsabnahme von rund ein bis zwei Kilo im Monat sehr gut, gesund und vor allem nachhaltiger. Wenn solch hohe Erwartungen nicht erfüllt werden, liegt der Gedanke an das Aufgeben nahe, weil das Intervallfasten ja gar nicht funktioniere oder kein Effekt zu erkennen sei. Die Erwartungen sollten daher besser realistisch gehalten werden. Dann klappt es auch mit dem Durchhalten und die alten Essgewohnheiten und Verhaltensmuster kommen nicht nach einem oder zwei Monaten wieder zum Vorschein.

#11: Fehlende Bewegung

Bewegung gehört zu einem gesunden Leben einfach dazu. Zumindest dann, wenn es möglich ist und wenn keine Einschränkung die Bewegung oder Sport verhindert. Fehlende Bewegung sorgt schnell dafür, dass trotz der geringeren Kalorienaufnahme keine weitere Gewichtsreduktion möglich ist. Außerdem sieht der Körper immer besser aus, wenn Bewegung und Training zum Alltag dazugehören. Welcher Sport in den Alltag eingebaut wird, hängt ganz von den persönlichen Vorlieben und Möglichkeiten ab. So sind Joggen an der frischen Luft genau wie ein Besuch im Fitnessstudio oder im Sportverein gute Optionen. Wenn das nicht möglich ist, hilft immer noch ein Training zu Hause. Durch Laptops, Apps oder den Fernseher mit Internetanschluss kann in den eigenen vier Wänden vom Krafttraining über das Tanzen bis hin zum Ausdauertraining oder sogar Kampfsport alles umgesetzt werden. Es kommt eben nur darauf an, die beste Variante für den eigenen Geschmack zu entdecken.

TEST: FINDE DIE PERFEKTE FASTENMETHODE

So viele verschiedene Fastenmethoden machen es einem gar nicht einfach, die optimale Variante für sich selbst zu finden. Vielleicht hast du beim Lesen über die einzelnen Methoden ja schon Varianten in Betracht gezogen und andere verworfen, weil sie dir doch zu schwierig in Bezug auf das Durchhalten erscheinen oder nicht so gut zu deinem Alltag passen. So oder so soll dieser Test jetzt dabei helfen, die beste Option zu finden und sich eine Fastenmethode herauszusuchen, die tatsächlich langfristig durchgehalten werden kann. Bei der Wahl einer unpassenden Methode kommt schließlich nur Frust auf und die Wahrscheinlichkeit ist größer, dass du das Intervallfasten abbrichst.

Beantworte dir daher diese fünf Fragen ganz ehrlich:

1. Mir fällt es leicht, auch einmal einen ganzen Tag lang nichts zu essen oder nur sehr wenig zu mir zu nehmen.
2. Mein Schwerpunkt liegt auf einer bestimmten Mahlzeit. Die anderen sind nicht so wichtig.
3. Ich möchte mir so wenig Gedanken wie nur möglich rund um die Ernährung machen.
4. Auf das Frühstück oder das Abendessen kann ich problemlos verzichten.
5. Mein Sozialleben ist sehr aktiv, sodass ich möglichst viel Spielraum haben möchte.

Zu den Antworten:

1. Wenn du hier mit Ja geantwortet hast, bieten sich strengere Methoden wie die 5:2-Methode oder die 2:1-Methode an. Dann kannst du an den Fastentagen wenig oder nichts essen und wirst an den übrigen Tagen nicht eingeschränkt. Deine Antwort ist Nein? Dann wäre die 16:8- oder die 20:4-Methode sicherlich die bessere Wahl für

dich, da du hier keine vollständigen Tage fasten musst.

2. Bei einem Nein solltest du überlegen, ob du hieran vielleicht etwas verändern kannst. Denn wenn dir drei Mahlzeiten täglich extrem viel bedeuten, könnte es mit dem Fasten tatsächlich ein wenig schwieriger werden. Möglich wäre es noch, wenn dir beispielsweise das Frühstück und das Mittagessen wichtig sind, du aber auf das Abendessen verzichten könntest. Dann würde sich die 16:8-Methode mit dem Weglassen des Abendessens anbieten. Wenn deine Antwort Ja lautet, solltest du dir überlegen, welche Mahlzeit dir besonders wichtig ist. Der Schwerpunkt liegt dann auf dieser Mahlzeit und du kannst selbst entscheiden, ob du innerhalb von nur vier, von sechs oder von acht Stunden täglich essen möchtest.

3. Falls du dir möglichst wenig Gedanken um deine Ernährung machen möchtest, stellen Fastentage zwischendurch eine sehr gute Möglichkeit dar. Damit sparst du Zeit, Geld und bleibst besonders flexibel.

4. Wenn du auf eine Mahlzeit gut verzichten kannst, wäre die 16:8-Methode sicherlich am einfachsten für dich. Sie ist außerdem besonders leicht in den Alltag integrierbar.

5. Ein sehr aktives Sozialleben ist zum Teil schwer mit dem stundenweisen Fasten vereinbar. Eine

gute Lösung sind dann einzelne Fastentage in der Woche, da selbst bei einem aktiven Sozialleben sicherlich an einem oder an zwei Tagen wöchentlich mal nichts mit anderen Leuten unternommen beziehungsweise mit ihnen gegessen wird. Diese Tage bieten sich dann zur Entlastung des Körpers an, da häufige Restaurant- oder Barbesuche sonst schnell Spuren in Bezug auf das Gewicht oder die Gesundheit hinterlassen können.

Natürlich musst du am Ende immer für dich selbst entscheiden und überlegen, welche Methode am besten zu deinem Alltag passt. Möglichst wenige Einschränkungen bietet die 16:8-Methode, da du innerhalb von acht Stunden täglich normal essen kannst. Die 5:2-Methode mit zwei wöchentlichen Fastentagen ist besonders flexibel und eignet sich sehr gut bei einem vollen Terminkalender beziehungsweise einem aktiven Sozialleben. Hierbei lohnt sich oft eine individuelle Anpassung der ausgewählten Tage und Zeiten, damit sie zum persönlichen Alltag passen. Sicherlich ist es zudem besonders wichtig, dass überhaupt etwas unternommen wird und der Körper sich zumindest zeitweise nicht mehr mit der Verdauung beschäftigen muss. Das ist mit dem Intervallfasten umsetzbar. Möglich ist es übrigens ebenfalls, sich erst einmal Stück für Stück an die Umstellung zu gewöhnen und auf diese Weise mit dem Hungergefühl besser zurechtzukommen.

INTERVALLFASTEN UND HEISSHUNGER: DAS HILFT WIRKLICH!

Gerade in den ersten Tagen oder Wochen nach der Umstellung auf das Intervallfasten kann es vorkommen, dass Heißhunger oder überhaupt sehr großer Hunger ein Problem darstellen. Dadurch wird das Durchhalten stark erschwert und nicht wenige geben es nach einiger Zeit auf, da sie dem (Heiß)Hunger nachgeben. Dabei gibt es hilfreiche Methoden gegen diese Startschwierigkeiten, die vor allem auf die Umsetzung sowie auf die Ernährung beim Intervallfasten zurückzuführen sind.

Diese fünf Tipps machen den Einstieg ins Intervallfasten definitiv leichter:

1. Langsam an die Umstellung herangehen

Nicht immer ist es die beste Idee, direkt von heute auf morgen eine ganz strikte Umstellung bei der Ernährung durchzuführen. Natürlich gibt es auch Menschen, die genau damit gut zurechtkommen und sich gar nicht erst langsam an Veränderungen herantasten wollen oder müssen. Doch das gilt nicht für jeden. Eine strikte Umstellung innerhalb eines oder weniger Tage kann nämlich dazu führen, dass sowohl der Hunger als auch der Heißhunger kaum mehr ausgehalten werden. Eine gute Option ist es in einem solchen Fall, sich schrittweise an die Veränderungen zu gewöhnen.

Wenn du dich beispielsweise auf ein Essensfenster von

acht Stunden täglich einstellen willst, kannst du diese Umstellung schrittweise durchführen. Esse jeden Tag morgens oder vormittags ein wenig später und höre abends früher mit dem Essen auf. So könntest du beispielsweise am ersten Tag dein Frühstück von 7 Uhr auf 9 Uhr verschieben und isst etwas früher zu Abend, als du es sonst gewöhnt warst. Im Verlauf einer Woche könntest du dann problemlos und ohne zu große Hungergefühle das Essensfenster von 11 bis 19 Uhr einrichten und kannst dabei bleiben. Noch einfacher wird diese schrittweise Annäherung ohne Frage dann, wenn du gleichzeitig viel trinkst und gesunde Mahlzeiten wählst, die dich lange sättigen.

2. Viel trinken

Wer zu wenig trinkt, verhindert einen einwandfrei funktionierenden Stoffwechsel genau wie die Reparatur der Zellen, die das Intervallfasten ja verbessern soll. Der Körper kann nicht so funktionieren, wie es sein sollte, und ein stärkeres Gefühl von Hunger oder ein geringeres Sättigungsgefühl kommen dann ebenfalls viel wahrscheinlicher vor. Achte daher unbedingt darauf, ausreichend zu trinken und nicht weniger als anderthalb beziehungsweise zwei Liter täglich in Form von Wasser und ungesüßten Tees zu dir zu nehmen. Das gilt ganz besonders für die Fastenphasen, in denen beispielsweise eine Kanne Tee oder ein Krug Infused Water mit etwas Zitronen- oder Gurkengeschmack gegen Hungergefühle helfen können.

3. Die richtigen Lebensmittel wählen

Die Wahl der Lebensmittel spielt die wohl entscheidendste Rolle, wenn es um das Thema (Heiß-)Hunger beim Intervallfasten geht. Bei einer normalen Ernährung ohne Fastenphasen ist die Auswahl der Lebensmittel ebenfalls von großer Bedeutung und sollte nicht unterschätzt werden. Wähle bevorzugt Lebensmittel, die für einen hohen Sättigungsgrad und eine wirklich anhaltende Sättigung sorgen. Ballaststoffe in Form von Obst, Gemüse und Vollkornprodukten sowie Eiweiß, welches ebenfalls lange sättigt, sind hier die beste Wahl. Sehr schlecht eignen sich zum Beispiel Pizza, Fast Food, Nudeln, weißer Reis oder im Allgemeinen industriell produzierte Gerichte voller Zusatzstoffe und Zucker. Dadurch wird zwar kurzfristig eine hohe Sättigung erreicht. Nach einer Weile kommt der Hunger aber noch stärker zurück und auch Heißhunger stellt dann ein Problem dar. Der Verzicht auf Zucker, auf Zusatzstoffe wie Geschmacksverstärker und auf Süßstoffe hilft ebenfalls dabei, ohne Hunger über den Tag zu kommen und keine Probleme mit dem gefürchteten Heißhunger zu bekommen. Genuss ist natürlich trotzdem möglich, wie du auch in den Rezepten in diesem Buch siehst, die dich lange sättigen und dabei noch voller Vitamine und Mineralstoffe stecken.

4. Die Fastenmethode klug wählen

Es kann gar nicht oft genug betont werden, wie wichtig die Wahl der zu dir und zu deinem Leben passenden

Methode beim Fasten ist. Bei der falschen Wahl wirst du viel mehr unter Hunger zu leiden haben und länger brauchen, bis die Umstellung funktioniert – falls sie überhaupt funktioniert und du nicht vorzeitig das Experiment der Ernährungsumstellung abbrichst. Es ist vielleicht nicht ganz einfach, die passende Methode zu wählen, doch wenn du auf deinen Körper hörst und über deine Gewohnheiten nachdenkst, wirst du die richtige Wahl treffen können.

5. In einer ruhigen Zeit ohne Stress beginnen

Damit ist vor allem gemeint, dass du nicht unbedingt in der Zeit eines stressigen Arbeitsprojekts, am besten noch an einem Montag, mit der Umstellung anfangen solltest. Auch bei starkem emotionalem Stress bietet sich diese Veränderung nicht wirklich an, da es schnell zu viel werden kann und dann vielleicht der neue Rhythmus bei der Ernährung einen noch zusätzlich belastet. Wer aber wegen Quarantäne oder aus vielen anderen möglichen Gründen zu Hause bleiben muss, im Urlaub ist oder Wochenende hat, kann gut mit der Ernährungsumstellung beginnen. Auch bei einer Tätigkeit im Home-Office bietet sich der Start ins Intervallfasten an und das kann sogar dazu führen, dass die Konzentration und die Energie im Alltag deutlich ansteigen. Gerade in stressigen Phasen ist es unerlässlich, dass gesunde Ernährungsmuster eingehalten werden, durch die die körperliche Gesundheit gestärkt wird.

Letztendlich wird das Hungergefühl abnehmen, je länger man Intervallfasten betreibt, da es hierbei um Gewöhnung geht und der Magen ebenso wie der ganze Körper in der Lage sind sich anzupassen. Wenn die richtigen Lebensmittel ausgewählt werden und ausreichend getrunken wird, ist es daher meist eine Frage von Tagen oder wenigen Wochen, bis die Umstellung erfolgreich funktioniert hat. Wer aber Lebensmittel wählt, die nicht lange sättigen, oder zu wenig trinkt, macht es sich automatisch schwerer. Das Durchhalten, die Laune und die Energie beim Sport leiden dann in vielen Fällen unter der falschen Ernährung. Gleiches gilt für das Vermeiden von Heißhunger. Dabei spielt vor allem die Wahl der Lebensmittel eine entscheidende Rolle. Viel Zucker, Weißmehl oder Nudeln sorgen dafür, dass der Insulinspiegel in die Höhe schnellt und schnell wieder nach unten rauscht. Heißhunger und ein Gefühl von Schwäche sind dann vorprogrammiert.

Insgesamt gesehen lässt sich feststellen, dass es gar nicht so schwierig sein muss, die Fastenphase ohne Heißhunger und ohne starken Hunger zu überstehen. Vielmehr geht es um die richtige Wahl der Lebensmittel, um die richtige Zusammensetzung der Mahlzeiten und um die schrittweise Gewöhnung des Körpers an die neuen Essensmengen und -zeiten. Da das alles ein wenig Geduld und die Muße zur Umstellung erfordert, ist es sinnvoll, in einer ruhigen und möglichst stressfreien Zeit mit dieser neuen Form der Ernährung zu beginnen – gerade weil Stress den Heißhunger noch fördert und der Kopf dann einfach nicht frei für Veränderungen in Bezug auf die Ernährung ist. Starte daher mit dem Intervallfasten am besten an einem Wochenende, in einer generell ruhigen Zeit oder im Urlaub.

SPORT UND BEWEGUNG BEIM FASTEN: ZEITEN ERKENNEN

Die Befürchtung, dass sich das Intervallfasten nicht mit Sport verbinden lässt, hält so manchen vom Einstieg in diese Form des Fastens ab. Dabei lassen sich Bewegung und selbst intensiver Sport wirklich sehr gut mit dem Intervallfasten verbinden. Entscheidend ist nur, auf den eigenen Körper zu hören und die perfekte Zeit für das Training zu finden. Bewegung im Alltag wie Radfahren, Spaziergänge oder die Nutzung von Treppen anstelle von Aufzügen und Rolltreppen ist meistens einfach umzusetzen, das heißt bei jeder Methode des Intervallfastens und zu jeder Zeit, da schließlich nicht über einen längeren Zeitraum auf Nahrung verzichtet wird. Im Gegensatz zum klassischen Fasten ist daher, vor allem nach der erfolgreichen Umstellung, keine Schwäche zu befürchten, die dazu führt, dass moderate Bewegung im Alltag nicht mehr möglich ist.

Das Training allerdings sollte gut geplant und zu den richtigen Zeiten umgesetzt werden. Dann ist Sport während des Intervallfastens nicht nur möglich, sondern kann sogar besser als sonst in den Alltag integriert werden. Die Leistung und die Ausdauer steigen durch das Intervallfasten an, was sich in jedem Fall positiv bemerkbar macht. Viele Leistungssportler nutzen ganz bewusst die Fastenphasen und schaffen es dadurch nicht nur, fitter und gesünder zu sein, sondern bringen auch noch eine bessere Leistung. Sporttreiben beim Intervallfasten ist also wirklich eine sehr gute Idee. Die Sportart hängt allein von den persönlichen Vorlieben ab, da es nicht etwa die eine Sportart gibt, die beim Fasten besonders gut funktioniert oder effektiver als andere ist. Allerdings sollte darauf geachtet werden, dass nicht jede Sportart während des Fastens zu jeder Zeit geeignet ist. Darüber erfährst du im weiteren Verlauf dieses Kapitels noch mehr.

Bleibt noch die Frage, wie die Trainingszeiten am besten eingeplant werden können. Hier hängt die optimale Zeit nicht nur mit dem eigenen Körper, sondern auch mit der gewählten Form des Fastens zusammen. Sehr gute Erfahrungen haben viele Menschen damit gemacht, wenn sie zum Ende des Fastenfensters hin Sport treiben. Hierbei lohnt es sich, genau auf den eigenen Körper zu hören, da es nicht für jeden möglich ist, über Stunden hinweg zu fasten und dann noch Sport zu treiben. Andere planen Sporteinheiten beispielsweise mitten im Essensfenster und nicht in der Fastenphase ein. Eine gute Möglichkeit bei einem schwächeren Kreislauf könnte es zum Beispiel sein, das Fasten mit einem Snack zu brechen, dann Sport zu treiben und im Anschluss eine größere Mahlzeit zu genießen.

An ganzen Fastentagen ist es sicherlich noch wahrscheinlicher, dass stark fordernde Sportarten eher nicht möglich sind und den Kreislauf belasten. Dann können ein wenig Radfahren, Schwimmen oder

Spaziergänge eine Alternative sein.

Darüber hinaus ist es von großer Bedeutung, dass die Ernährung ausgewogen ist, damit die Energie beim Sport nicht fehlt. Sehr schwere Mahlzeiten mit einer hohen Menge an Kohlenhydraten können teilweise dazu führen, dass man sich müde oder wie erschlagen fühlt. Dann ist an Sport eher nicht mehr zu denken. Grundsätzlich vertragen sich das Intervallfasten und Sport aber sehr gut miteinander und der Sport und viel Bewegung helfen sogar dabei, schneller Ergebnisse zu erzielen. Das bezieht sich sowohl auf die sportliche Leistung an sich als auch auf den Muskelaufbau und auf die Kondition, die ebenfalls von den Essenspausen profitieren.

Ein ganz essenzieller Punkt beim Intervallfasten ist zudem die Sportart, da sich nicht jede Trainingsform problemlos mit jeder Methode des Intervallfastens verträgt. Sehr intensiver Ausdauersport kann gerade zum Ende der Fastenzeit hin dafür sorgen, dass nicht nur Körperfett abgebaut wird. Vielmehr wird die wertvolle Muskelmasse dann ebenfalls angegriffen, wodurch ein hoher Körperfettanteil bei einem geringeren Gesamtgewicht das Ergebnis sein kann, was sicherlich nicht das Ziel der ganzen Aktion darstellt. Besser ist daher die Kombination aus Ausdauer mit Krafttraining, die nicht unterschätzt werden sollte. Auf diese Weise schaffst du es, schneller Muskelmasse aufzubauen und nimmst dadurch zugleich schneller ab.

Bei der Wahl der Sportart und der Trainingszeit spielen daher vor allem folgende Punkte eine Rolle:

- Die Fastenmethode und die genauen Zeitfenster
- Der eigene Kreislauf
- Die persönlichen Zeiten für Sport, Essen und Arbeit
- Der Trainingszustand
- Das Trainingsziel

Für das Treiben von Sport an sich ist es übrigens nicht zwingend erforderlich, draußen oder in einem Fitnessstudio zu trainieren. Aktuell heißt es schließlich, dass man soweit wie möglich in seinen eigenen vier Wänden bleiben und eben nicht nach draußen gehen soll. Sportclubs und Fitnessstudios stellen ebenfalls keine gute Option dar und sind zumindest zum Zeitpunkt des Schreibens von diesem Buch ohnehin geschlossen. Zum Glück besteht die Möglichkeit, mit Videos, Apps sowie im Allgemeinen mit dem eigenen Körpergewicht zu trainieren. Nur einige von vielen guten Übungen im Rahmen des Intervallfastens, die ganz ohne Hilfsmittel möglich sind, sind die folgenden:

- Liegestütze
- Kniebeugen
- Hampelmänner

- Joggen auf der Stelle
- Burpees
- Sit-ups
- Planks (Unterarmstütze)

Das Schöne an diesen Übungen ist, dass diese zum Teil den ganzen Körper trainieren und dabei helfen, Muskeln auf- und Körperfett abzubauen. Außerdem sind alle Übungen in verschiedenen Variationen umsetzbar, sodass Anfänger und Fortgeschrittene gleichermaßen von ihnen profitieren. So können Liegestütze schließlich zuerst auf den Knien durchgeführt werden und mit der Zeit dann in der klassischen Position. Mit einigen kleinen Hanteln oder Kettlebells kann das Training in den eigenen vier Wänden sehr abwechslungsreich und vor allem effektiv gestaltet werden. Auf diese Weise ist es ohne Weiteres möglich, selbst von zu Hause aus sinnvoll zu trainieren, ohne sich dabei zu übernehmen.

GESUND FASTEN: DIE 33 BESTEN REZEPTE

FRÜHSTÜCK

FRÜCHTEQUARK MIT NÜSSEN

Zubereitungszeit: 5 Minuten

Zutaten für 1 Person:

- ✓ 300 Gramm Magerquark
- ✓ 1 Handvoll Beeren wie Himbeeren oder Blaubeeren
- ✓ 4 Walnusshälften
- ✓ 1 EL Agavendicksaft oder Dattelsirup
- ✓ Zimt nach Geschmack

Zubereitung:

1. Zunächst wird der Magerquark mit dem Agavendicksaft beziehungsweise Dattelsirup verrührt.

2. Beeren waschen, Walnüsse hacken und beides zusammen mit dem Zimt und dem Magerquark verrühren.

Nährwerte: Kalorien: 379; Kohlenhydrate: 25 Gramm; Fett: 13 Gramm; Eiweiß: 40 Gramm

VEGANER HAFERBREI

Zubereitungszeit: 15 Minuten

Zutaten für 1 Person:

- ✓ 200 ML Hafermilch oder Mandelmilch
- ✓ 60 Gramm Haferflocken
- ✓ 1 Handvoll Beeren nach Geschmack
- ✓ 1 TL Reis- oder Dattelsirup
- ✓ Zimt nach Geschmack

Zubereitung:

1. Erhitze die Hafermilch in einem Topf, füge die Haferflocken dazu und bringe die Mischung unter Rühren zum Köcheln. Einmal aufkochen lassen, dann den Herd ausschalten und alles für 10 Minuten quellen lassen.
2. Jetzt rührst du das Süßungsmittel deiner Wahl unter und servierst den Haferbrei mit Früchten und Zimt.

Nährwerte: Kalorien: 324; Kohlenhydrate: 57 Gramm; Fett: 6 Gramm; Eiweiß: 10 Gramm

DEFTIGES OMELETT MIT LACHS

Zubereitungszeit: 10 Minuten

Zutaten für 1 Person:

- ✓ 2 Eier
- ✓ 100 Gramm Räucherlachs
- ✓ 1 TL Kapern
- ✓ 1 Handvoll Rucola
- ✓ 1 EL Olivenöl
- ✓ Gehackte Petersilie
- ✓ Salz, Pfeffer

Zubereitung:

1. Rucola waschen, in Stücke zupfen und den Räucherlachs in kleine Stücke schneiden.
2. Dann die Eier in einer Schüssel aufschlagen und mit Rucola, Lachs, Petersilie und Kapern verquirlen. Nach Geschmack salzen und pfeffern.
3. In einer beschichteten Pfanne das Öl erhitzen und die Eiermischung dazugeben.
4. Bei reduzierter Temperatur das Omelett stocken lassen, damit es nicht anbrennt.

5. Zusammenklappen und servieren.

Nährwerte: Kalorien: 488; Kohlenhydrate: 3 Gramm; Fett: 36 Gramm; Eiweiß: 37 Gramm

BUCHWEIZEN-MÜSLI MIT HEIDELBEEREN

Zubereitungszeit: 10 Minuten

Zutaten für 1 Person:

- ✓ 100 Gramm griechischer Joghurt
- ✓ 100 Gramm Heidelbeeren
- ✓ 20 Gramm Buchweizen-Flakes
- ✓ 10 Gramm gepuffter Buchweizen
- ✓ 10 Gramm Kakaonibs
- ✓ 4 Datteln
- ✓ 15 Gramm Kokosraspel
- ✓ 15 Gramm Walnüsse

Zubereitung:

1. Erst die Datteln und die Walnüsse hacken.
2. Dann alle Zutaten in eine Schale geben und nach Geschmack eventuell noch etwas süßen – fertig!

Nährwerte: Kalorien: 604; Kohlenhydrate: 53 Gramm; Fett: 35 Gramm; Eiweiß: 15 Gramm

FRUCHTIGES GRANOLA MIT KAKAONOTE

Zubereitungszeit: 25 Minuten

Zutaten für 2 Personen:

- ✓ 60 Gramm kernige Haferflocken
- ✓ 20 Gramm Mandeln (mit Haut)
- ✓ 12 Gramm Kürbiskerne
- ✓ 1 EL Kokosblütenzucker
- ✓ 1 EL Backkakao
- ✓ 1 EL Mandelmus
- ✓ 1 TL Kokosöl (flüssig)
- ✓ 35 Gramm gefriergetrocknete Früchte (zum Beispiel Erdbeeren und Himbeeren)

Zubereitung:

1. Heize den Backofen auf 160 Grad vor und lege ein Backblech mit Backpapier aus.
2. Hacke dann die Mandeln und vermische sie mit Haferflocken, Kürbiskernen, Kakao und Kokosblütenzucker in einer Schüssel.
3. Rühre dann das Mandelmus sowie das flüssige Kokosöl mit in die Schüssel.

4. Verteile das so entstandene Granola so gleichmäßig wie möglich auf dem Backblech und röste alles für 15 Minuten im Ofen.

5. Mit den gefriergetrockneten Früchten vermengt servieren. Nach Wunsch rundet eine Handvoll frische Beeren das Gericht ab.

Nährwerte: Kalorien: 340; Kohlenhydrate: 30 Gramm; Fett: 17 Gramm; Eiweiß: 12 Gramm

OVERNIGHT OATS MIT GRANATAPFEL

Zubereitungszeit: 10 Minuten (+ Ziehzeit über Nacht)

Zutaten für 2 Personen:

- ✓ 2 EL zarte Haferflocken
- ✓ 2 EL Reisflocken
- ✓ 3 EL gepuffter Amaranth
- ✓ 200 ML Wasser
- ✓ 200 Gramm Sojajoghurt (oder Naturjoghurt)
- ✓ 2 Bananen
- ✓ 2 Granatäpfel
- ✓ 2 EL Mandelblättchen

Zubereitung:

1. Verrühre die Flocken und den Amaranth mit 200 ML Wasser.
2. Presse dann einen Granatapfel mit der Zitruspresse aus und entkerne den anderen.
3. Verteile dann die Getreidemasse auf zwei große, verschließbare Gläser.
4. Verrühre den Joghurt mit dem Granatapfelsaft und verteile die Mischung auf der Getreidemasse.

5. Jetzt kommen noch die Granatapfelkerne dazu. Verschließe die Gläser und lasse sie über Nacht im Kühlschrank ziehen.
6. Serviere die Overnight Oats am Morgen mit Bananenscheiben und Mandelblättchen.

Nährwerte: Kalorien: 460; Kohlenhydrate: 65 Gramm; Fett: 13 Gramm; Eiweiß: 8 Gramm

FRUCHTIGES PORRIDGE

Zubereitungszeit: 10 Minuten

Zutaten für 2 Personen:

- ✓ 50 Gramm zarte Haferflocken
- ✓ 400 ML Mandelmilch (oder Hafermilch)
- ✓ 200 Gramm Hüttenkäse
- ✓ 2 EL Leinsamen
- ✓ 40 Gramm Cranberrys
- ✓ 1 Apfel
- ✓ 2 EL gehackte Nüsse nach Wunsch
- ✓ Zimt
- ✓ 2 TL Bienenpollen nach Wunsch

Zubereitung:

1. Gebe zuerst die Mandelmilch mit den Haferflocken und den Leinsamen in einen Topf und erhitze diesen.
2. Bei geringer Hitze für etwa 3 Minuten köcheln lassen.
3. Abkühlen lassen und in der Zwischenzeit den Apfel fein würfeln.
4. Gebe alle weiteren Zutaten zum Porridge dazu und serviere es noch warm.

Nährwerte: Kalorien: 390; Kohlenhydrate: 20 Gramm; Fett: 22 Gramm; Eiweiß: 27 Gramm

PROTEINREICHE KOKOS-PANCAKES

Zubereitungszeit: 10 Minuten

Zutaten für 2 Personen:

- ✓ 60 Gramm Kokosmehl
- ✓ 40 Gramm Sojaflocken
- ✓ 180 ML Mandelmilch
- ✓ 100 Gramm Beeren, TK
- ✓ 4 Eier
- ✓ ½ TL Backpulver
- ✓ 2 EL Ahornsirup
- ✓ 2 EL Rapsöl

Zubereitung:

1. Lasse zuerst die Beeren auftauen.
2. Mische in der Zwischenzeit in einer Schüssel das Kokosmehl mit dem Backpulver und der Mandelmilch.
3. Rühre die Eier und die Sojaflocken ebenfalls unter. Lasse dann den Teig quellen.
4. Erhitze jetzt das Öl in einer beschichteten Pfanne und backe nacheinander mehrere kleine Pancakes aus.

5. Serviere die von beiden Seiten goldbraunen Pancakes mit den Beeren und mit Ahornsirup.

Nährwerte: Kalorien: 395; Kohlenhydrate: 20 Gramm; Fett: 22 Gramm; Eiweiß: 27 Gramm

VEGANE PROTEIN-BOWL

Zubereitungszeit: 15 Minuten

Zutaten für 2 Personen:

- ✓ 250 ML Mandelmilch
- ✓ 3 Bananen
- ✓ 40 Gramm Haselnüsse
- ✓ 30 Gramm Zartbitterschokolade (Vegan)
- ✓ 50 Gramm Proteinpulver Schokolade (Vegan)
- ✓ Etwas Ahornsirup nach Geschmack

Zubereitung:

1. Die Bananen zunächst in Scheiben schneiden und über Nacht in den Gefrierschrank legen.
2. Röste zunächst die Haselnüsse fettfrei in einer Pfanne an, bis sie zu duften beginnen.
3. Dann sollten die Nüsse auskühlen, bevor du sie grob hackst.

4. Schmelze die Schokolade im Wasserbad.
5. Püriere die Mandelmilch mit den Bananenscheiben, dem Ahornsirup und dem Proteinpulver.
6. Verteile den so entstandenen Smoothie auf zwei Schalen und serviere sie mit flüssiger Schokolade sowie mit den gehackten Haselnüssen.

Nährwerte: Kalorien: 465; Kohlenhydrate: 47 Gramm; Fett: 19 Gramm; Eiweiß: 24 Gramm

FRUCHTIGES CRUMBLE MIT RHARBARBER

Zubereitungszeit: 25 Minuten

Zutaten für 2 Personen:

- ✓ 4 Handvoll Erdbeeren
- ✓ 6 Stangen Rhabarber
- ✓ 100 Gramm Mandelmehl
- ✓ 100 Gramm zarte Haferflocken
- ✓ 4 EL Dattelsirup
- ✓ 30 Gramm flüssiges Kokosöl
- ✓ 2 EL Ahornsirup
- ✓ 2 TL Zimt

Zubereitung:

1. Heize den Backofen auf 180 Grad vor und stelle eine kleine quadratische Auflaufform bereit.
2. Schneide dann die Erdbeeren und den Rhabarber in Würfel, verteile diese in der Auflaufform und träufle den Ahornsirup darüber.
3. Für die Zubereitung der Streusel vermengst du Mandelmehl mit Haferflocken, Zimt, Kokosöl und Dattelsirup, bis die Masse Streusel ergibt.
4. Verteile die Streusel gleichmäßig über den Früchten in der Auflaufform.

5. Für etwa 10 bis maximal 15 Minuten backen und im Anschluss servieren. Die Streusel sollten danach goldbraun sein, jedoch nicht angebrannt.

Nährwerte: Kalorien: 350; Kohlenhydrate: 37 Gramm; Fett: 12 Gramm; Eiweiß: 17 Gramm

SÜSSE DINKELPFANNE MIT FRÜCHTEN UND NÜSSEN

Zubereitungszeit: 25 Minuten

Zutaten für 2 Personen:

- ✓ 125 Gramm Dinkel
- ✓ 2 Äpfel
- ✓ 30 Gramm Pekannüsse
- ✓ 2 EL gepuffte Quinoa (oder Amaranth)
- ✓ 1 EL Butter
- ✓ 1 EL getrocknete Cranberrys
- ✓ 1 EL Rosinen
- ✓ 1 bis 2 EL Honig oder Ahornsirup
- ✓ 1 EL heller Sesam
- ✓ 1 EL Zitronensaft
- ✓ 2 bis 3 TL Zimt
- ✓ Salz

Zubereitung:

1. Wasche den Dinkel erst mit kochendem Wasser in einem Sieb ab und gare diesen danach laut Packungsanleitung mit einer Prise Salz.
2. Entkerne in der Zwischenzeit die Äpfel und schneide sie in feine Stücke. Hacke außerdem die Nüsse.
3. Dann erhitzt du die Butter in einer Pfanne und dünstest die Cranberrys, Rosinen, Nüsse und den Zimt kurz darin an.
4. Gebe die Apfelstücke, etwas Wasser, Honig und Zitronensaft dazu und lasse alles für etwa 5 Minuten köcheln. Nehme die Pfanne dann vom Herd.
5. Rühre zum Schluss den gegarten Dinkel, Sesam und Quinoa unter, schmecke alles mit Honig und Zitronensaft ab und serviere die Dinkelpfanne im Anschluss.

Nährwerte: Kalorien: 400; Kohlenhydrate: 70 Gramm; Fett: 8 Gramm; Eiweiß: 10 Gramm

GEMÜSENUDELN MIT KRÄUTERSOSSE

Zubereitungszeit: 35 Minuten

Zutaten für 2 Personen:

- ✓ 200 Gramm Zucchini
- ✓ 120 Gramm Möhre
- ✓ 150 Gramm Lauch
- ✓ 1 Schalotte
- ✓ 175 Gramm Vollkornnudeln
- ✓ 50 ML Gemüsebrühe
- ✓ 175 ML Sojacreme
- ✓ 1 Bund Schnittlauch
- ✓ 1 EL Olivenöl
- ✓ Salz, Pfeffer

Zubereitung:

1. Im ersten Schritt die Nudeln nach Packungsanleitung in Salzwasser garen.
2. In der Zwischenzeit das Gemüse vollständig in feine Würfel schneiden.

3. Den Schnittlauch nach dem Waschen in Röllchen schneiden.

4. Erhitze dann das Öl in einer Pfanne und brate erst die Schalotte glasig an, bevor Möhren, Zucchini und Lauch dazukommen.

5. Alles unter Rühren für 5 Minuten dünsten lassen, die Gemüsebrühe hinzugeben.

6. Jetzt wird die Gemüsebrühe eingekocht, dann Sojacreme dazugegeben, alles zwei Minuten köcheln gelassen und mit Salz und Pfeffer abgeschmeckt.

7. Zum Schluss die Nudeln mit der Soße und den Schnittlauchröllchen auf zwei Tellern servieren.

Nährwerte: Kalorien: 535; Kohlenhydrate: 61 Gramm; Fett: 23 Gramm; Eiweiß: 17 Gramm

RISOTTO MIT ERBSEN UND ZIEGENKÄSE

Zubereitungszeit: 50 Minuten

Zutaten für 2 Personen:

- ✓ 150 Gramm Risottoreis
- ✓ 375 ML Gemüsebrühe
- ✓ 100 ML Weißwein
- ✓ 75 Gramm Erbsen, TK
- ✓ 1 Schalotte
- ✓ 40 Gramm Bärlauch
- ✓ 2 Ziegenkäsetaler à 30 Gramm
- ✓ 30 Gramm geriebener Parmesan
- ✓ 1 EL Olivenöl
- ✓ 25 Gramm Pinienkerne
- ✓ 1 EL Honig
- ✓ Salz, Pfeffer, Zitronensaft

Zubereitung:

1. Würfle die Schalotte und brate die Würfel für 2 Minuten in Öl an, bevor du den Reis dazugibst und diesen ebenfalls für 2 Minuten braten lässt.

2. Rühre nach und nach den Wein unter und gebe dann, nachdem der Risottoreis den Wein aufgenommen hat, die Gemüsebrühe dazu.
3. Lasse den Risottoreis für 40 Minuten garen und füge in den letzten 10 Minuten noch die Erbsen dazu, damit diese ebenfalls gar werden.
4. Schneide den Bärlauch klein und gebe diesen zusammen mit dem geriebenen Parmesan, Salz, Pfeffer und Zitronensaft zum Risotto dazu.
5. Beträufle die Ziegenkäsetaler mit Honig und lasse diesen für 5 Minuten im vorgeheizten Backofen bei 200 Grad karamellisieren.
6. Serviere das Risotto mit dem Ziegenkäse und mit Pinienkernen bestreut auf zwei Tellern.

Nährwerte: Kalorien: 581; Kohlenhydrate: 70 Gramm; Fett: 20 Gramm; Eiweiß: 20 Gramm

LEICHTES PUTENGESCHNETZELTES MIT PFIFFERLINGEN

Zubereitungszeit: 25 Minuten

Zutaten für 2 Personen:

- ✓ 250 Gramm Putenbrustfilet
- ✓ 250 Gramm Pfifferlinge
- ✓ 1 mittelgroße Zwiebel
- ✓ 250 ML Gemüsebrühe
- ✓ 100 ML Schlagsahne
- ✓ 10 Gramm kalte Butter
- ✓ 1 EL Olivenöl
- ✓ Salz, rosa Pfefferbeeren
- ✓ 1 TL Zitronensaft
- ✓ 1 Bund Petersilie

Zubereitung:

1. Schneide das Fleisch in feine Streifen, würfle die Zwiebel und halbiere die Pfifferlinge. Hacke außerdem die Petersilie und zerstoße einige Pfefferbeeren in einem Mörser.
2. Erhitze 1 TL des Olivenöls in einer Pfanne und brate das Fleisch für 2 Minuten scharf darin an. Nehme das Fleisch dann zunächst heraus.

3. Gebe nun das restliche Öl in die Pfanne und brate die Zwiebeln an, bevor Pilze und Brühe dazukommen.
4. Für 15 Minuten bei geringer Hitze und mit geschlossenem Deckel garen lassen.
5. Im Anschluss rührst du die Sahne, die Pilze und die Butter unter und lässt alles bei niedriger Hitze für 5 Minuten ziehen.
6. Mit Salz, rosa Pfeffer und Zitronensaft abschmecken und auf zwei Tellern mit Petersilie bestreut anrichten.

Nährwerte: Kalorien: 456; Kohlenhydrate: 3 Gramm; Fett: 32 Gramm; Eiweiß: 38 Gramm

LACHS AUF GEMÜSEBETT

Zubereitungszeit: 25 Minuten

Zutaten für 2 Personen:

- ✓ 250 Gramm Lachsfilet
- ✓ 1 rote Zwiebel
- ✓ 2 Fenchelknollen
- ✓ 2 Tomaten
- ✓ 30 Gramm Walnusskerne
- ✓ 2 bis 3 Zweige Thymian
- ✓ 4 EL Olivenöl
- ✓ Kräuter der Provence, Salz, Pfeffer und Cayennepfeffer

Zubereitung:

1. Zuerst die Zwiebel und die Fenchelknollen in feine Streifen schneiden.
2. Dann die Tomaten fein würfeln, Walnüsse hacken und die Blättchen des Thymian sabzupfen.
3. Die Zwiebel und die Fenchelknolle für 5 Minuten in 2 EL des Olivenöls andünsten.

4. Anschließend kommen die Nüsse und die Tomaten hinzu und werden ebenfalls für 5 Minuten angedünstet.

5. Zum Schluss 2 EL Wasser hinzugeben, wieder für 5 Minuten dünsten lassen und mit Thymian, Salz und beiden Pfeffersorten abschmecken.

6. Während die Gemüsepfanne gart, kannst du die Lachsfilets salzen und in dem restlichen Öl von beiden Seiten jeweils 3 Minuten bei mittlerer Hitze anbraten.

7. Mit Kräutern der Provence und Gewürzen abschmecken und die Lachsfilets auf der Gemüsepfanne anrichten.

Nährwerte: Kalorien: 563; Kohlenhydrate: 11 Gramm; Fett: 44 Gramm; Eiweiß: 32 Gramm

WRAPS MIT HÄHNCHEN UND SPARGEL

Zubereitungszeit: 15 Minuten

Zutaten für 2 Personen:

- ✓ 150 Gramm Hähnchenbrust
- ✓ 250 Gramm grüner Spargel
- ✓ 50 Gramm Rucola
- ✓ ½ rote Zwiebel
- ✓ 100 Gramm fettarmer Frischkäse
- ✓ 2 Tortillas mit je 25 cm Durchmesser
- ✓ ½ EL Olivenöl
- ✓ 2 EL Pinienkerne
- ✓ 1 EL Zitronensaft
- ✓ Salz, Pfeffer, Tabasco nach Geschmack

Zubereitung:

1. Blanchiere zuerst den Spargel für 3 Minuten in Salzwasser und schneide die Zwiebel in feine Streifen.
2. Rühre dann den Frischkäse mit Salz, Pfeffer und Zitronensaft glatt.
3. Röste im nächsten Schritt die Pinienkerne fettfrei an.

4. Schneide jetzt das Hähnchenbrustfilet in Streifen und brate diese in dem Olivenöl rundum an. Würze das Hähnchen mit Salz, Pfeffer und Zitronensaft.
5. Erwärme die Tortilla-Fladen ein wenig in einer Pfanne.
6. Bestreiche im letzten Schritt die Tortillas mit dem Frischkäse und verteile alle weiteren Zutaten gleichmäßig auf beide Fladen. Rolle diese dann von unten nach oben hin auf – die Wraps lassen sich auch gut mitnehmen und unterwegs genießen.

Nährwerte: Kalorien: 470; Kohlenhydrate: 49 Gramm; Fett: 14 Gramm; Eiweiß: 37 Gramm

REIS-AVOCADO-BOWL

Zubereitungszeit: 45 Minuten

Zutaten für 2 Personen:

- ✓ 75 Gramm Vollkornreis
- ✓ 125 Gramm Tofu
- ✓ 50 ML Gemüsebrühe
- ✓ 150 Gramm Möhren
- ✓ 50 Gramm frischer Babyspinat
- ✓ ½ Avocado
- ✓ 20 Gramm Kokoscreme
- ✓ 30 Gramm Erdnussmus
- ✓ 40 Gramm Erdnüsse
- ✓ 100 Gramm Blaubeeren
- ✓ 1 EL Erdnussöl
- ✓ 1 EL Limettensaft
- ✓ Sojasoße nach Geschmack
- ✓ Salz, Pfeffer, etwas Kokosblütenzucker

Zubereitung:

1. Zunächst den Reis nach Packungsanleitung garen.
2. In der Zwischenzeit kannst du schon einmal die Gemüsebrühe kurz mit der Kokoscreme in einem Topf aufkochen lassen.
3. Gebe die Sojasoße, Gewürze, Erdnussmus, Limettensaft und etwa ½ TL Kokosblütenzucker dazu und lasse die Soße dann abkühlen.
4. Würfle nun den Tofu und brate die Würfel für 5 Minuten goldgelb in dem Erdnussöl an.
5. Möhren in feine Stifte oder Scheiben schneiden, die Avocado in Spalten schneiden und die Erdnüsse fettfrei anrösten.
6. Richte dann den Reis zusammen mit den Tofuwürfeln, Spinat, Möhren, Avocado, gerösteten Erdnüssen und Blaubeeren in zwei Schalen an. Soße darüber geben und servieren.

Nährwerte: Kalorien: 618; Kohlenhydrate: 45 Gramm; Fett: 37 Gramm; Eiweiß: 26 Gramm

VEGANES ROTE-LINSEN-DAL

Zubereitungszeit: 20 Minuten

Zutaten für 2 Personen:

- ✓ 90 Gramm rote Linsen
- ✓ ½ Dose stückige Tomaten
- ✓ 200 ML Kokosmilch
- ✓ 1 kleine Zwiebel
- ✓ 1 Knoblauchzehe
- ✓ 1 cm Ingwer
- ✓ 1 EL Sojasoße
- ✓ 1 EL Zitronensaft
- ✓ 1 TL Kokosöl
- ✓ Salz, Currypulver, rosenscharfes Paprikagewürz

Zubereitung:

1. Hacke erst die Zwiebel und die Knoblauchzehe und reibe den frischen Ingwer.
2. Spüle dann die roten Linsen in einem Sieb unter kaltem Wasser ab.
3. Erhitze das Kokosöl in einem großen Topf und dünste darin die Zwiebel glasig an.

4. Jetzt kommen der Ingwer, Knoblauch und die Gewürze dazu. Alles scharf anbraten und dann die Linsen, Tomaten und Kokosmilch unterrühren.
5. Alles einmal aufkochen lassen und dann für 15 Minuten bei mittlerer Temperatur köcheln lassen.
6. Zum Schluss mit Salz, Sojasoße und Zitronensaft abschmecken und servieren.

Nährwerte: Kalorien: 445; Kohlenhydrate: 33 Gramm; Fett: 27 Gramm; Eiweiß: 14 Gramm

PENNE MIT KÜRBIS-PILZ-SOSSE

Zubereitungszeit: 30 Minuten

Zutaten für 2 Personen:

- ✓ 350 Gramm Butternutkürbis
- ✓ 200 Gramm Penne
- ✓ 125 Gramm Champignons
- ✓ 1 kleine Zwiebel
- ✓ 1 Knoblauchzehe
- ✓ 20 Gramm Rucola
- ✓ ½ Chilischote
- ✓ 100 Gramm Sojacreme
- ✓ Der Saft einer ½ Orange
- ✓ 150 ML Gemüsebrühe
- ✓ 1 EL Zitronensaft
- ✓ 15 Gramm Walnüsse
- ✓ 1 TL Agavendicksaft
- ✓ Salz, Pfeffer, Muskatnuss, Rosmarin

Zubereitung:

1. Das Fruchtfleisch des Kürbisses zunächst würfeln und in Salzwasser für 10 Minuten garen.
2. Knoblauchzehe und Chili fein hacken und zusammen mit dem Kürbis, Orangensaft, Gemüsebrühe und der Sojacreme fein pürieren.
3. Die so entstandene Kürbissoße noch mit Salz, Pfeffer und Muskatnuss abschmecken und bei geringer Hitze erwärmen.
4. Nudeln in der Zwischenzeit nach Packungsanleitung kochen.
5. Pilze in feine Scheiben schneiden, Nüsse hacken und die Zwiebel würfeln.
6. Die Nüsse dann in einer Pfanne fettfrei anrösten, herausnehmen und das Öl in der Pfanne erhitzen.
7. Pilze und Zwiebeln für drei Minuten kräftig anbraten und dann den Rucola dazugeben. Kurz braten, mit Salz, Rosmarin und Pfeffer abschmecken.
8. Kürbissoße zum Schluss noch mit Agavendicksaft und Zitronensaft abschmecken, die Pasta genau wie die Pilz-Rucola-Mischung hinzugeben. Alles mit den Nüssen bestreut servieren.

Nährwerte: Kalorien: 640; Kohlenhydrate: 85 Gramm; Fett: 17 Gramm; Eiweiß: 19 Gramm

Tipp: Für eine noch länger anhaltende Sättigung ist es

am besten, Vollkornnudeln zu verwenden.

VEGANE LINSENBOLOGNESE

Zubereitungszeit: 25 Minuten

Zutaten für 2 Personen:

- ✓ 300 Gramm rote Linsen
- ✓ 1 Kilogramm Tomatenpassata
- ✓ 100 ML Rotwein
- ✓ 4 Möhren
- ✓ 2 rote Zwiebeln
- ✓ 2 Knoblauchzehen
- ✓ 4 EL Tomatenmark
- ✓ 2 bis 3 EL getrocknete italienische Kräuter
- ✓ 1 EL Olivenöl
- ✓ Salz, Pfeffer

Zubereitung:

1. Gebe die roten Linsen in ein Sieb, spüle sie mit heißem Wasser gründlich ab und lasse sie abtropfen.

2. Schneide die Möhren, Zwiebeln und Knoblauchzehen in feine Würfel.
3. Erhitze jetzt das Öl in einem Topf und dünste das Gemüse kurz darin an, bis du Tomatenmark und Kräuter dazugibst.
4. Gebe nach einem Moment den Rotwein sowie die roten Linsen und die Tomatenpassata mit dazu. Alles für 15 Minuten köcheln lassen.
5. Schmecke die Soße mit Salz und Pfeffer ab.
6. Dazu passen Vollkornnudeln, etwas Vollkornreis oder auch Naan-Brot. Pur schmeckt die Linsenbolognese natürlich ebenfalls.

Nährwerte: Kalorien: 460; Kohlenhydrate: 65 Gramm; Fett: 4 Gramm; Eiweiß: 25 Gramm

BUDDHA-BOWL MIT PUTENSPIESSEN

Zubereitungszeit: 35 Minuten

Zutaten für 2 Personen:

- ✓ 200 ML Kokosmilch
- ✓ 250 Gramm Putenbrustfilet
- ✓ 100 Gramm Rotkohl
- ✓ 2 Möhren
- ✓ ½ Gurke
- ✓ Minze und Koriander nach Geschmack
- ✓ 3 EL Olivenöl
- ✓ 2 Knoblauchzehen
- ✓ Saft und Schale von 2 Limetten
- ✓ Salz, grober Pfeffer, Kurkuma, Sojasoße, etwas Agavendicksaft
- ✓ 2 Schaschlikspieße

Zubereitung:

1. Wasche erst das Putenbrustfilet mit kaltem Wasser ab und würfle das Fleisch dann.
2. Für die Marinade verrührst du 150 ML der Kokosmilch mit Sojasoße, Kurkuma, grobem Pfeffer, etwas Agavendicksaft und der Hälfte der

Limettenschale in einer Schüssel. Fleisch hinzugeben und für 20 Minuten abgedeckt im Kühlschrank ziehen lassen.

3. Schneide die Gurke und die Möhren mit einem Spiralschneider in lange Streifen ebenso wie den Rotkohl.

4. Hacke die Knoblauchzehen und vermenge den Knoblauch mit der restlichen Limettenschale in einer kleinen Schüssel.

5. Stelle jetzt noch das Dressing her, indem du die restliche Kokosmilch mit Limettensaft, Salz, Pfeffer, etwas Agavendicksaft und einem Esslöffel Öl verrührst. Nach Wunsch passt hier noch die Minze dazu.

6. Verteile die nun eingelegten Fleischstücke auf die Schaschlikspieße, erhitze das restliche Öl in einer Pfanne und brate die Spieße rundherum für 8 Minuten an.

7. Verteile das Gemüse auf zwei Schüsseln, gebe das Dressing und dann die Putenspieße sowie die Knoblauchmischung darüber. Bestreue alles mit gehacktem Koriander.

Nährwerte: Kalorien: 560; Kohlenhydrate: 26 Gramm; Fett: 19 Gramm; Eiweiß: 35 Gramm

EINFACHE NUDEL-FRITTATA

Zubereitungszeit: 35 Minuten

Zutaten für 2 Personen:

- ✓ 60 Gramm Vollkornspaghetti
- ✓ 100 Gramm Erbsen, TK
- ✓ 1 rote Zwiebel
- ✓ 2 Knoblauchzehen
- ✓ 50 Gramm Schafskäse
- ✓ 4 Eier
- ✓ 1 EL Olivenöl
- ✓ 2 Stiele Minze
- ✓ Salz, schwarzer Pfeffer

Zubereitung:

1. Koche im ersten Schritt die Spaghetti nach Packungsanleitung. Hacke dann die Zwiebel und die Knoblauchzehen.
2. In der Zwischenzeit erhitzt du das Öl in einer Pfanne und dünstest darin Knoblauch und Zwiebeln an.
3. Jetzt kommen die gekochten Nudeln mit in die Pfanne und werden ebenfalls angebraten.
4. Würze alles mit Salz und Pfeffer und rühre die Erbsen unter.

5. Im nächsten Schritt verquirlst du die Eier in einer Schüssel und gibst diese mit in die Pfanne.

6. Würfle den Schafskäse und hacke die Minze. Streue beides über die Nudel-Ei-Mischung und stelle die Pfanne in den auf 180 Grad vorgeheizten Backofen.

7. Die Frittata soll nun für 10 Minuten stocken und kann dann direkt auf zwei Tellern serviert werden.

Nährwerte: Kalorien: 408, Kohlenhydrate: 27 Gramm, Fett: 21 Gramm, Eiweiß: 25 Gramm

ABENDESSEN

BUNTER SÜSSKARTOFFELSALAT

Zubereitungszeit: 15 Minuten

Zutaten für 2 Personen:

- ✓ 400 Gramm Süßkartoffeln
- ✓ 300 Gramm Aubergine
- ✓ 150 Gramm Paprika
- ✓ 50 Gramm Feldsalat
- ✓ 1 kleine Zwiebel
- ✓ 1 Knoblauchzehe
- ✓ 2 EL Sesamöl
- ✓ 1 EL Gemüsebrühe
- ✓ 1 EL frischer Limettensaft
- ✓ 4 EL Sesam
- ✓ Jeweils ¼ TL Koriander und Kreuzkümmel
- ✓ 10 Gramm Ingwer
- ✓ Salz, Pfeffer, Cayennepfeffer, Chiliflocken

Zubereitung:

1. Würfle zuerst die Süßkartoffeln und die Aubergine und hacke dann die Zwiebel und die Knoblauchzehe.
2. Brate erst die Zwiebel und die Knoblauchzehe in einem Esslöffel Öl an, bevor die Aubergine sowie die Süßkartoffel dazukommen.
3. Für 7 Minuten anbraten, dann Koriander und Kreuzkümmel dazugeben und für weitere 8 Minuten bei mittlerer Hitze dünsten lassen.
4. Mit Salz, Pfeffer und Cayennepfeffer würzen, alles aus der Pfanne nehmen und erst einmal abkühlen lassen.
5. In der Zwischenzeit kannst du die Paprika in kleine Würfel schneiden, den Ingwer schälen und hacken und den Feldsalat waschen.
6. Stelle aus dem gehackten Ingwer, dem restlichen Öl, Limettensaft, Sesam und der Brühe ein Dressing her.
7. Kräftig würzen und dann das Dressing mit allen anderen Zutaten vermischen. Für einen Moment ziehen lassen und den Salat im Anschluss servieren.

Nährwerte: Kalorien: 452; Kohlenhydrate: 63 Gramm; Fett: 17 Gramm; Eiweiß: 9 Gramm

QUINOASALAT MIT GERÖSTETEN PISTAZIEN

Zubereitungszeit: 20 Minuten

Zutaten für 2 Personen:

- ✓ 100 Gramm bunte Quinoa
- ✓ 100 Gramm Blumenkohl
- ✓ 40 Gramm geröstete und gesalzene Pistazien
- ✓ ½ Granatapfel
- ✓ 75 Gramm Feta
- ✓ 2 EL Olivenöl
- ✓ 400 ML Wasser
- ✓ 1 EL Zitronensaft
- ✓ 1 EL Agavendicksaft
- ✓ 1,5 EL Apfelessig
- ✓ 1 Prise Zucker
- ✓ Salz, Pfeffer, Koriander und Petersilie nach Geschmack

Zubereitung:

1. Spüle die Quinoa gründlich in einem Sieb mit kaltem Wasser ab und gare sie dann nach Packungsanleitung im Wasser.

2. Reibe den Blumenkohl mit einer Reibe zu reisähnlichen Körnern.
3. Gebe den geraspelten Blumenkohl in eine Schüssel und füge Zitronensaft, Salz und Pfeffer sowie eine Prise Zucker hinzu.
4. Pistazien grob hacken, Feta grob zerbröseln, die Kerne aus dem Granatapfel lösen, Kräuter hacken und alles zusammen mit der Quinoa unter den Blumenkohl heben.
5. Stelle zum Schluss aus Öl, Essig, Agavendicksaft, Salz und Pfeffer ein Dressing her. Nach Wunsch passt ebenfalls sehr gut eine gehackte Chilischote dazu.
6. Dressing mit dem Salat verrühren und servieren oder mitnehmen.

Nährwerte: Kalorien: 550; Kohlenhydrate: 43 Gramm; Fett: 32 Gramm; Eiweiß: 17 Gramm

KICHERERBSEN-KARTOFFEL-SALAT

Zubereitungszeit: 30 Minuten

Zutaten für 4 Personen:

- ✓ 350 Gramm junge Kartoffeln
- ✓ 200 Gramm Kichererbsen

- ✓ 140 Gramm Kirschtomaten
- ✓ 35 Gramm schwarze Oliven
- ✓ ½ rote Zwiebel
- ✓ ½ Knoblauchzehe
- ✓ 1,5 EL Olivenöl
- ✓ Etwas Senf, Honig und Petersilie
- ✓ Salz, Pfeffer
- ✓ Saft und Schale einer halben Bio-Zitrone

Zubereitung:

1. Wasche die Kartoffeln gründlich ab und gare diese mit der Schale für 20 Minuten in Salzwasser.
2. Halbiere die Tomaten, schneide die Zwiebel in feine Streifen und hacke die Knoblauchzehe genau wie die Oliven.
3. Schneide die Kartoffeln in grobe Stücke und vermische diese mit den anderen Zutaten in einer großen Schüssel.
4. Stelle jetzt aus Öl, Senf, Honig, Zitronensaft, Zitronenschale sowie Salz und Pfeffer das Dressing her. Hacke die Petersilie und mische sie dazu.

5. Vermenge das Dressing mit dem Salat, lasse diesen noch ein wenig ziehen, bevor er bereit zum Servieren ist.

Nährwerte: Kalorien: 360; Kohlenhydrate: 43 Gramm; Fett: 17 Gramm; Eiweiß: 8 Gramm

SPINAT-FETA-OMELETT

Zubereitungszeit: 15 Minuten

Zutaten für 2 Personen:

- ✓ 4 Eier
- ✓ 150 Gramm Babyspinat
- ✓ 2 Tomaten
- ✓ 2 Lauchzwiebeln
- ✓ 2 Knoblauchzehen
- ✓ 50 Gramm Fetakäse
- ✓ 4 EL Milch
- ✓ 1,5 EL Olivenöl
- ✓ Salz, schwarzer Pfeffer

Zubereitung:

1. Verquirle im ersten Schritt die Eier mit der Milch in einer Schüssel und würze die Mischung mit Salz und Pfeffer.
2. Hacke dann den Knoblauch, würfle die Tomaten und schneide die Lauchzwiebeln in feine Ringe. Zerbröckele den Fetakäse ein wenig.
3. Erhitze einen Teelöffel Öl in einer Pfanne und gebe die Hälfte der Eiermischung hinein. Lasse alles für etwa 3 Minuten stocken, wende das

Omelett und verfahre mit der restlichen Eiermischung und einem weiteren Teelöffel genauso.

4. Für die Füllung der beiden Omeletts erhitzt du das restliche Öl in einem Topf und brätst darin den Knoblauch und die Lauchzwiebel für zwei Minuten an.
5. Gebe nun den Spinat und die Tomaten sowie 2 EL Wasser dazu und lasse alles aufkochen.
6. Rühre nach weiteren 3 Minuten den Fetakäse unter, würze die Füllung mit Salz und Pfeffer und verteile sie auf den beiden Omeletts.
7. Serviere die Omeletts zusammengeklappt, solange sie noch warm sind.

Nährwerte: Kalorien: 350; Kohlenhydrate: 7 Gramm; Fett: 22 Gramm; Eiweiß: 30 Gramm

EINFACHE LINSENSUPPE MIT KOKOSMILCH

Zubereitungszeit: 25 Minuten

Zutaten für 2 Personen:

- ✓ 200 Gramm rote Linsen
- ✓ 1 Zwiebel
- ✓ 1 Chilischote
- ✓ 1 Frühlingszwiebel
- ✓ 2 rote Paprika
- ✓ 1 TL geriebener Ingwer
- ✓ 200 ML Kokosmilch
- ✓ 150 ML Gemüsebrühe
- ✓ Der Saft einer halben Zitrone
- ✓ 1 Bund Estragon
- ✓ 1,5 EL Öl
- ✓ Salz, Pfeffer, Curry, Paprikapulver

Zubereitung:

1. Hacke erst die Chilischote und schneide die Paprika genau wie die Zwiebel in kleine Würfel. Stelle einige Paprikawürfel für das spätere Topping der Suppe beiseite.

2. Erhitze jetzt einen Esslöffel des Öls in einem Topf und dünste zunächst Zwiebeln, Chili und Ingwer kurz an, bevor die Linsen genau wie die Paprika dazukommen.
3. Jetzt kommen noch die Kokosmilch und die Gemüsebrühe hinzu. Alles für 15 Minuten bei mittlerer Hitze köcheln lassen, bis die Linsen zerfallen.
4. Gemüse fein pürieren und mit Salz, Pfeffer und Curry würzen. Mit dem Zitronensaft abschmecken.
5. Den Estragon waschen, fein hacken und die Frühlingszwiebel in feine Ringe schneiden.
6. In einer Pfanne das restliche Öl erhitzen, die Paprikawürfel für die Deko und die Frühlingszwiebel anbraten und zusammen mit Paprikapulver und Estragon als Topping über die Suppe streuen.

Nährwerte: Kalorien: 660; Kohlenhydrate: 65 Gramm; Fett: 31 Gramm; Eiweiß: 32 Gramm

GEFÜLLTE AVOCADO AUS DEM OFEN

Zubereitungszeit: 25 Minuten

Zutaten für 2 Personen:

- ✓ 1 große reife Avocado
- ✓ 2 Eier
- ✓ 2 Scheiben Bacon
- ✓ 15 Gramm geriebener Parmesan
- ✓ Salz, grober Pfeffer, Chiliflocken und Petersilie nach Geschmack

Zubereitung:

1. Halbiere die Avocado längs, löse den Stein vorsichtig heraus und ziehe die Schale vom Fruchtfleisch.
2. Setze die Avocadohälften in eine kleine Auflaufform und heize den Backofen auf 180 Grad vor.
3. Schlage jeweils ein Ei in das Loch der Avocadohälften, lege eine Scheibe Bacon darüber und streue den geriebenen Parmesan gleichmäßig über die Hälften.
4. Die Avocado für rund 15 Minuten im Ofen backen und in der Zwischenzeit die Petersilie hacken.

5. Gefüllte Avocados mit Gewürzen und Petersilie bestreut servieren.

Nährwerte: Kalorien: 360; Kohlenhydrate: 1 Gramm; Fett: 33 Gramm; Eiweiß: 11 Gramm

QUINOA-AVOCADO-SALAT

Zubereitungszeit: 25 Minuten

Zutaten für 2 Personen:

- ✓ 80 Gramm Quinoa
- ✓ 2 Tomaten
- ✓ 1 Avocado
- ✓ 2 Handvoll Babyspinat
- ✓ 1 Gurke
- ✓ 2 EL Zitronensaft
- ✓ 1 EL Olivenöl
- ✓ Salz, Pfeffer, etwas Agavendicksaft

Zubereitung:

1. Koche zuerst die Quinoa nach Packungsanleitung und lasse sie im Anschluss auskühlen.

2. Während die Quinoa kocht, kannst du die Tomaten und die Gurke würfeln und die Avocado in feine Streifen schneiden.
3. Vermenge das Gemüse zusammen mit der Quinoa und dem Babyspinat in einer Schüssel.
4. Stelle dann noch aus dem Öl, Salz, Pfeffer, etwas Agavendicksaft und Zitronensaft ein Dressing her. Dieses sollte erst vor dem Verzehr unter den Salat gerührt werden – der Salat bietet sich ebenfalls sehr gut zum Mitnehmen an.

Nährwerte: Kalorien: 460; Kohlenhydrate: 38 Gramm; Fett: 27 Gramm; Eiweiß: 10 Gramm

KÜRBIS-HUMMUS MIT BUNTEN GEMÜSESTICKS

Zubereitungszeit: 35 Minuten

Zutaten für 2 Personen:

- ✓ ½ Hokkaidokürbis
- ✓ 1 Dose Kichererbsen
- ✓ 1 bis 2 Knoblauchzehen
- ✓ 2 Paprika
- ✓ 2 Möhren
- ✓ ½ Gurke
- ✓ 3 Stangen Sellerie
- ✓ ½ Bund glatte Petersilie
- ✓ 1 Fladenbrot
- ✓ 2 EL Tahin
- ✓ 1 EL Sesamöl
- ✓ Zitronensaft, Salz und Kreuzkümmel

Zubereitung:

1. Schneide den Kürbis in Spalten, gebe diese auf ein Backblech und gare sie für etwa 25 Minuten bei 200 Grad im vorgeheizten Backofen.

2. In der Zwischenzeit schneidest du die Paprika, Möhren, Sellerie und Gurke in Sticks und verteilst sie schon einmal auf zwei Teller.

3. Püriere dann die Knoblauchzehen mit dem Öl, dem Kürbis, Tahin, Zitronensaft, Salz, Kichererbsen und Kreuzkümmel.

4. Hacke noch die Petersilie und verteile den Hummus auf den beiden Tellern. Mit Petersilie bestreuen und dazu das Fladenbrot servieren.

Nährwerte: Kalorien: 650; Kohlenhydrate: 85 Gramm; Fett: 8 Gramm; Eiweiß: 20 Gramm

LEICHTE GEMÜSEPFANNE

Zubereitungszeit: 40 Minuten

Zutaten für 2 Personen:

- ✓ 125 Gramm Bulgur
- ✓ 1 Zucchini
- ✓ 3 Tomaten
- ✓ ½ Bund Frühlingszwiebeln
- ✓ 1 Zwiebel
- ✓ 1 Knoblauchzehe
- ✓ 300 ML Gemüsebrühe
- ✓ 3 EL Olivenöl
- ✓ Salz, Pfeffer, Zitronensaft, gemahlener Kreuzkümmel

Zubereitung:

1. Hacke die Zwiebel und die Knoblauchzehe sehr fein und schneide die Zucchini in dünne Scheiben.
2. Erhitze einen Esslöffel Öl in einem Topf und brate darin die Zwiebel und die Knoblauchzehe an, bevor du den Bulgur und Kreuzkümmel hinzufügst.

3. Gebe nach zwei Minuten die Brühe hinzu und lasse alles einmal aufkochen.
4. Für 10 Minuten köcheln lassen und zwischendurch umrühren.
5. Im nächsten Schritt schneidest du die Tomaten kreuzweise oben ein, übergießt sie mit heißem Wasser und häutest sie im Anschluss
6. Schneide nun die Tomaten und Frühlingszwiebeln in Scheiben.
7. Erhitze das restliche Öl in einer Pfanne und brate darin die Zucchini zusammen mit den Frühlingszwiebeln für drei Minuten an.
8. Gebe die Tomaten sowie den Bulgur aus dem Topf hinzu und erwärme die Gemüsepfanne für 2 Minuten.
9. Mit Salz, Pfeffer, Kreuzkümmel und Zitronensaft abschmecken und servieren.

Nährwerte: Kalorien: 420; Kohlenhydrate: 55 Gramm; Fett: 17 Gramm; Eiweiß: 10 Gramm

TOMATEN-ZUCCHINI-AUFLAUF

Zubereitungszeit: 45 Minuten

Zutaten für 2 Personen:

- ✓ 5 Tomaten
- ✓ 1,5 große Zucchini
- ✓ 1 Möhre
- ✓ 1 Zwiebel
- ✓ 1 Knoblauchzehe
- ✓ 50 Gramm geriebener Parmesankäse
- ✓ 50 ML Gemüsebrühe
- ✓ 1,5 EL Olivenöl
- ✓ 1,5 EL Dinkelmehl
- ✓ 15 Gramm Semmelbrösel
- ✓ Salz, Pfeffer, Thymian und Paprikapulver nach Geschmack

Zubereitung:

1. Hacke erst die Zwiebel und die Knoblauchzehe und würfle dann die Möhre, die Zucchini und die Tomaten.

2. Erhitze 1 TL des Öls in einem Topf, dünste den Knoblauch und die Zwiebel erst glasig an und gebe dann die Möhre dazu.
3. Für 3 Minuten dünsten lassen, mit Brühe ablöschen und Tomaten, Thymian, Paprikapulver, Salz und Pfeffer hinzugeben.
4. Lasse das Gemüse bei mittlerer Temperatur für 10 Minuten garen.
5. Salze die Zucchini ein wenig und wende sie im Anschluss auf einem Teller in dem Mehl.
6. Jetzt erhitzt du das restliche Öl in einer Pfanne und brätst die Zucchini rundum hellbraun an.
7. Schichte nun das Gemüse und die Zucchini in eine kleine Auflaufform und streue den Käse sowie die Semmelbrösel darüber.
8. Für 20 Minuten im vorgeheizten Backofen bei 200 Grad garen und im Anschluss servieren.

Nährwerte: Kalorien: 250; Kohlenhydrate: 21 Gramm; Fett: 12 Gramm; Eiweiß: 11 Gramm

RÜHREI AUF VOLLKORNBROT

Zubereitungszeit: 10 Minuten

Zutaten für 2 Personen:

- ✓ 2 Eier
- ✓ 2 Lauchzwiebeln
- ✓ 2 Tomaten
- ✓ 2 Scheiben Vollkornbrot
- ✓ 1 EL Öl
- ✓ Frische Kräuter wie Petersilie und Schnittlauch
- ✓ Salz, Pfeffer

Zubereitung:

1. Würfle die Tomaten, schneide die Lauchzwiebeln in feine Ringe und hacke die Kräuter. Verquirle dann die Eier mit den Kräutern sowie Salz und Pfeffer in einer Schüssel.
2. Im letzten Schritt brätst du zuerst die Lauchzwiebeln in dem Öl in einer Pfanne an und gibst dann die Tomaten sowie die Eimischung hinzu. Unter Rühren stocken lassen, mit Gewürzen abschmecken und auf dem Brot servieren.

Nährwerte: Kalorien: 190; Kohlenhydrate: 20 Gramm; Fett: 7 Gramm; Eiweiß: 12 Gramm

SPEZIAL:
5 REZEPTE FÜR GANZE FASTENTAGE

Die folgenden Rezepte enthalten fast keine Kohlenhydrate und eignen sich für ganze Fastentage im Rahmen der 5:2- oder 6:1-Fastenmethode. Zwei solcher Mahlzeiten ergeben dann den durchschnittlichen Tagesbedarf beim Fasten.

SCHNELLER BEERENQUARK

Zubereitungszeit: 5 Minuten

Zutaten für 1 Person:

- ✓ 60 Gramm Beeren, TK nach Wunsch
- ✓ 200 Gramm Magerquark
- ✓ 2 EL gepuffter Amaranth
- ✓ 2 TL Agavendicksaft oder etwas Erythrit
- ✓ Saft und Schale einer Bio-Zitrone

Zubereitung:

1. Im ersten Schritt Magerquark mit ein wenig Wasser, Zitronenschale- und Saft sowie mit Agavendicksaft verrühren.

2. Beeren fein pürieren, unter den Magerquark heben und diesen mit gepufftem Amaranth toppen.

Nährwerte: Kalorien: 240; Kohlenhydrate: 28 Gramm; Fett: 2 Gramm; Eiweiß: 26 Gramm

FRUCHTIGE BOWL MIT SKYR

Zubereitungszeit: 5 Minuten

Zutaten für 1 Person:

- ✓ 90 Gramm Heidelbeeren, TK
- ✓ 150 Gramm Skyr
- ✓ 1 TL zarte Haferflocken
- ✓ 2 TL Reissirup oder etwas Erythrit
- ✓ Einige Hanf- und Chiasamen zum Toppen

Zubereitung:

1. Gebe alle Zutaten bis auf einzelne Beeren und die Samen zum Toppen in einen Mixer.
2. Gründlich mixen und mit den restlichen Beeren sowie den Hanf- und Chiasamen toppen.

Nährwerte: Kalorien: 260; Kohlenhydrate: 28 Gramm; Fett: 2 Gramm; Eiweiß: 19 Gramm

HÄHNCHENFILET MIT GEBRATENEN ZUCCHINI

Zubereitungszeit: 10 Minuten

Zutaten für 1 Person:

- ✓ 100 Gramm Hähnchenbrustfilet
- ✓ 100 Gramm Zucchini
- ✓ 1 EL Olivenöl
- ✓ Salz, Pfeffer, Zitronensaft und Kräuter nach Wunsch

Zubereitung:

1. Spüle das Hähnchenbrustfilet unter kaltem Wasser ab, tupfe es trocken und brate es in dem Olivenöl in einer Pfanne rundherum an.
2. Nehme das Hähnchen heraus, schneide die Zucchini in Scheiben und brate diese ebenfalls an.
3. Mit Salz, Pfeffer, Kräutern und Zitronensaft nach Wunsch abschmecken und servieren.

Nährwerte: Kalorien: 250; Kohlenhydrate: 3 Gramm; Fett: 16 Gramm; Eiweiß: 23 Gramm

Tipp: Statt Zucchini sind ebenfalls Tomaten, Paprika oder Brokkoliröschen als Gemüsebeilage möglich.

BUNTES PAPRIKAGEMÜSE MIT EI

Zubereitungszeit: 15 Minuten

Zutaten für 1 Person:

- ✓ 1 Paprika
- ✓ ½ kleine Zwiebel
- ✓ 1 Ei
- ✓ 1 TL Kapern
- ✓ 1 EL Olivenöl
- ✓ Salz, Pfeffer, getrockneter Rosmarin, frisches Basilikum

Zubereitung:

1. Zuerst das Ei in kochendem Wasser für rund 6 Minuten weichkochen.
2. Dann die Paprika und die Zwiebel in feine Streifen schneiden.
3. Öl in einer Pfanne erhitzen, Paprika- und Zwiebelstreifen darin für 4 Minuten stark anbraten.
4. Vom Herd nehmen, mit Gewürzen und Kräutern abschmecken und die Kapern unterrühren. Serviere das Paprikagemüse mit dem gepellten Ei.

Nährwerte: Kalorien: 260; Kohlenhydrate: 14 Gramm; Fett: 20 Gramm; Eiweiß: 7 Gramm

Tipp: Du kannst das Ei zum Gemüse in die Pfanne dazugeben, anstatt es zu kochen, und erhältst dann buntes Rührei, welches ebenfalls ideal für Fastentage ist.

PILZPFANNE MIT KRABBEN

Zubereitungszeit: 10 Minuten

Zutaten für 1 Person:

- ✓ 2 große Champignons
- ✓ 50 Gramm Krabbenfleisch
- ✓ ½ kleine Zwiebel
- ✓ 5 Kirschtomaten
- ✓ 1 Ei
- ✓ 1 EL Olivenöl
- ✓ 1 EL geriebener Parmesan
- ✓ Salz, Pfeffer, gehackter Dill

Zubereitung:

1. Die Zwiebel hacken und die Champignons fein würfeln.

2. Das Olivenöl in einer Pfanne erhitzen und beides darin andünsten.
3. Verquirle dann in einer kleinen Schüssel das Ei mit gehacktem Dill und würze es mit Salz und Pfeffer.
4. Gebe nun die Krabben mit in die Pfanne und gieße die Eiermischung darüber.
5. Alles für etwa 5 Minuten stocken lassen und dann den geriebenen Parmesan darüber streuen.
6. Der Käse sollte nur kurz anschmelzen, dann kannst du die Pilz-Ei-Pfanne mit halbierten Kirschtomaten servieren.

Nährwerte: Kalorien: 260; Kohlenhydrate: 3 Gramm; Fett: 18 Gramm; Eiweiß: 21 Gramm

ERNÄHRUNGSPLÄNE FÜR DIE KLASSISCHEN FASTENMETHODEN

An dieser Stelle folgen verschiedene Ernährungspläne für die klassischen Fastenmethoden. Für die 5:2-Methode mit zwei Fastentagen in der Woche sollten die speziell dafür gedachten Rezepte genutzt werden. Für die 16:8-, 20:4- und 2:1-Diät kommen im Anschluss Vorschläge für jeweils drei Tage, damit der Einstieg leichter fällt. Bei allen Ernährungsplänen solltest du jeweils noch einen weiteren Snack täglich einbauen, damit es nicht zu wenige Kalorien pro Tag werden. Dafür bietet sich frisches Obst an, Nüsse oder etwas Nussmus sind ebenfalls ideal und sättigen lange.

Ernährungspläne 16:8:

Bei einem beispielhaften Essenszeitfenster von 12 bis 20 Uhr.

Tag 1:

Overnight Oats mit Granatapfel

Risotto mit Erbsen und Ziegenkäse

Tag 2:

Süße Dinkelpfanne mit Früchten und Nüssen

Kürbis-Hummus mit bunten Gemüsesticks

Tag 3:

Buddha-Bowl mit Putenspießen

Einfache Linsensuppe mit Kokosmilch

Ernährungspläne 20:4:

Bei einem beispielhaften Essenszeitfenster von 12 bis 16 Uhr.

Tag 1:

Vegane Protein-Bowl

Buddha-Bowl mit Putenspießen

Tag 2:

Fruchtiges Crumble mit Rharbarber

Kürbis-Hummus mit bunten Gemüsesticks

Tag 3:

Buchweizen-Müsli mit Heidelbeeren

Gemüsenudeln mit Kräutersoße

Ernährungspläne 2:1:

Tagespläne mit sättigenden und gesunden Rezepten für die Essenstage, damit die Fastentage leichter fallen.

Tag 1:

Vegane Protein-Bowl

Buddha-Bowl mit Putenspießen

Kichererbsen-Kartoffel-Salat

Tag 2:

Fruchtiges Crumble mit Rharbarber

Gemüsenudeln mit Kräutersoße

Deftiges Omelett mit Lachs

Tag 3:

Buchweizen-Müsli mit Heidelbeeren

Deftiges Omelett mit Lachs

Bunter Süßkartoffelsalat

FAZIT

Intervallfasten ist viel mehr als ein kurzfristiger Trend und lässt sich sicherlich bei fast jedem Menschen in den Alltag integrieren. Dabei ist es vollkommen unwichtig, ob die Ernährung für eine Gewichtsabnahme oder aus gesundheitlichen Gründen umgestellt wird. Entscheidend sind vielmehr die passende Ernährungsweise mit einem Fokus auf gesunder Ernährung, die Wahl der richtigen Fastenmethode sowie die Umsetzung des Intervallfastens. Außerdem sollte von Anfang an klar sein, dass es sich beim Intervallfasten nicht um eine kurzzeitige Form der Ernährungsumstellung handelt. Es macht daher Sinn, direkt zu Beginn die richtige Methode zu finden und dann mit Geduld und Disziplin dabeizubleiben.

Das Schöne an dieser Ernährungsform ist, dass sie immer und überall umgesetzt werden kann. Ganz egal, ob zu Hause, im Büro, im Home-Office oder auf Reisen. Schließlich ist gesunde Ernährung mittlerweile fast überall möglich und die jeweiligen Zeitfenster, in denen gegessen wird, lassen sich ebenfalls an jedem Ort einhalten. Intervallfasten lässt sich übrigens ohne Probleme mit einer vegetarischen oder veganen Lebensweise verbinden. Nahrungsmittelallergien stellen ebenso wenig ein Problem dar, genauso wenig wie das Ziel, die Aufnahme von Kohlenhydraten oder Fetten zu reduzieren. Aus eben diesem Grund gibt es unter den

Rezepten in diesem Buch Optionen mit und ohne Fleisch, Fisch oder tierische Lebensmittel. Die gesundheitlichen Vorteile bei einer Umstellung auf das Intervallfasten sind wirklich beachtlich, während die negativen Folgen der aktuell verbreiteten Ernährungsweise der ständigen Nahrungsaufnahme oft noch unterschätzt werden. Daher hilft es dem Körper, dem eigenen Energielevel, dem Wohlbefinden insgesamt sowie dem Gewicht und nicht zuletzt der Lebenserwartung, einige Veränderungen durchzuführen. Wie diese genau aussehen und welche Fastenmethode letztendlich eingeführt wird, ist dann immer eine ganz individuelle Entscheidung. Wenn die klassischen Fehler von Anfang an vermieden werden, dann klappt es mit dem Intervallfasten meistens sehr gut und diese Form der Ernährung kann sicherlich über einen sehr langen Zeitraum in den Alltag integriert werden. Die Ernährungspläne in diesem Buch helfen dir bei der Umsetzung und ermöglichen dir einen einfachen Start – viel Erfolg und viel Spaß beim Einstieg in das Intervallfasten!

ABNEHMEN AM BAUCH

Wie es wirklich klappt –

12 ultimative Tipps, um Bauchfett zu verlieren

Mark Lipke

2. Auflage

EINLEITUNG

Hartnäckiges Bauchfett kann lästig werden, vor allem, wenn man nicht weiß, wie man es auf eine gesunde und bewusste Art und Weise reduzieren kann. Es gibt einige Möglichkeiten, wie man dieses Fett loswerden kann, ohne sich dabei sehr anstrengen zu müssen. Eine gesunde, ausgewogene Ernährung und etwas Sport sind die besten Methoden gegen das Bauchfett. Man sollte darauf achten, dass die Ernährungsformen ketogen oder Low Carb sind, also kohlenhydratarm, reich an Eiweiß und Ballaststoffen. Aber um Bauchfett zu verlieren, muss man auch wissen, woher es kommt und was für negative Auswirkungen es auf den gesamten Körper haben kann. Es ist wichtig, zu wissen, was die Fettverbrennung blockieren kann, wie wichtig gesunde Fette für das Fett am Bauch sind und wie man es effektiv loswerden kann und das mit einem geringen Zeitaufwand.

Dieses Buch zeigt **12 Tipps**, wie man Fett reduzieren kann und **5 Fehler**, die man dabei unbedingt vermeiden sollte. Außerdem werden noch 3 Tipps genannt, wie man ebenso einen flachen Bauch bekommen kann und wie man mit zusammengestellten Übungen, sowie mit Bauchmuskeltraining das Fett loswird. Weitere 12 Tipps, die definitiv dafür sorgen, dass man sein hartnäckiges Fett am Bauch loswird, sowie ein 4 Wochen Plan sind ebenso aufgelistet. Ebenso 12 Gründe, die zeigen, woran es liegen mag, falls das Fett immer noch an Ort und

Stelle bleibt. Am Ende gibt es noch 15 ketogene Rezepte, die man morgens, mittags und abends essen kann und 15 Low Carb Rezepte, ebenfalls für morgens, mittags und abends. Mithilfe dieser Tipps wird man sich sehr schnell von seinem Bauchfett trennen können.

MOTIVATION: GRÜNDE ZUM ABNEHMEN

Im Sommer eine gute Figur machen, endlich wieder ohne Probleme die Hosen schließen und enganliegende Oberteile tragen können. Gründe für das Abnehmen am Bauch gibt es viele, gerade weil es sich hier um eine so hartnäckige Variante der Speckrollen handelt. Allerdings ist die Motivation am Anfang groß und nimmt dann nach kurzer Zeit deutlich spürbar ab. Dabei ist dauerhafte Motivation beim Abnehmen am Bauch sehr wichtig, da hier nicht innerhalb von zwei Wochen mit einem regelrechten Wunder zu rechnen ist.

Daher ist es wichtig, nicht nur zu wissen, wie die Abnahme zu schaffen ist oder welche Ernährung hier perfekt geeignet ist – sondern auch Ideen zu haben, wie die Motivation selbst nach Wochen noch vorhanden ist.

Zuerst einmal sollte die Motivation für den Anfang vorhanden sein. Nicht immer sind es die extrem unvorteilhaften Bilder am Strand, die für den Einstieg ausreichen. Vielleicht ist es nur eine kleine Menge an Bauchfett, die stören ist. Oder es ist jetzt schon recht extrem geworden und der Bauch lässt sich selbst mit lockeren Oberteilen und schmeichelhaft geschnittenen Hosen gar nicht mehr so richtig kaschieren.

Ganz wichtig ist hier die Ausgangsmotivation, da nicht nur das Gewicht auf der Waage eine Rolle spielt und zum Durchhalten antreibt. Sehr viel besser eignen sich zur Überprüfung der Erfolge die nackten Zahlen mit einem Maßband. Bilder von vorne und von der Seite, natürlich ohne den Bauch dabei einzuziehen, helfen ebenfalls und zeigen, was schon erreicht wurde.

Vor dem Beginn der Abnahme sollten daher Maße aufgeschrieben werden, wobei hier vor allem der Bauch und die Hüften nicht vergessen werden sollten. Bilder von der Ausgangssituation motivieren ebenfalls, da am Bauch nach wenigen Wochen oft schon deutliche Unterschiede erkennbar sind. Diese fallen ohne Bilder oder ein Maßband aber nicht unbedingt auf, vor allem wenn kein so großer Bauch vorhanden ist, sondern nur einzelne Speckrollen das Bild stören.

Darüber hinaus gibt es aber noch weitere Ideen, wie die Motivation weiterhin vorhanden ist und wie es möglich ist, eben nicht nach wenigen Tagen oder Wochen die Lust auf den neuen Lebensstil verloren geht.

Folgende Tipps helfen dabei, mit dem Projekt „Abnehmen am Bauch“ nicht nur anzufangen, sondern so schnell auch nicht aufzugeben:

1. Gründe erkennen und festhalten

Sicherlich gibt es gute Gründe, warum die Abnahme am Bauch überhaupt wichtig ist und jetzt endlich angegangen wird. Diese Gründe helfen dabei, motivierter zu bleiben und spornen dazu an, überhaupt anzufangen, damit eine Veränderung erreicht wird. Hier wird jeder andere Gründe haben, warum die Abnahme so wichtig ist und warum es Zeit dafür wird. Diese Gründe sollten aber auch erst einmal erkannt und dann klar festgehalten werden. Denn nur dann ist es auch realistisch, dass dieses Projekt umgesetzt wird.

An dieser Stelle kommen einige Ideen für mögliche Gründe, die für das Abnehmen am Bauch oft eine Rolle spielen:

- Der Bauchumfang ist so hoch, dass eine Gefährdung für die Gesundheit vorhanden ist (weitere Informationen über den Umfang, ab dem es kritisch wird, sind ebenfalls in den folgenden Kapiteln zu finden)
- Das Selbstbewusstsein und Wohlbefinden leiden unter dem Bauch
- Der Sommer naht und der Bauch ist alles, nur nicht in Form
- Engere Oberteile können gar nicht mehr getragen werden

- Der dickere Bauch passt nicht zum Rest der Figur
- Das früher vorhandene Sixpack soll endlich wieder erreicht werden

Letztendlich liegt es an jedem selbst, die Gründe für die gewünschte Abnahme zu erkennen und klar zu nennen. Am besten wäre es, diese jetzt aufzuschreiben, damit sie nicht so schnell vergessen werden, wenn der Hunger wieder größer als das angestrebte Ziel ist.

2. Ziele klar formulieren

Ziele zu haben, diese zu verfolgen und sie auch noch schriftlich vor Augen zu haben, kann zu großen Veränderungen führen. Schließlich macht es einen großen Unterschied aus, ob einfach nur gesagt wird, dass der Bauch weg soll und endlich eine flache und definierte Körpermitte erreicht werden soll – oder feste Vorgaben zu haben. Dabei kann es sich um eine Angabe in Zentimetern handeln. Zum Beispiel wäre es möglich zu sagen, dass der Bauchumfang innerhalb von 3 Monaten bis zum Tag X um 5 cm schrumpfen soll.

Es ist immer hilfreich, hier genaue Angaben oder vielleicht ein Bild zu haben, welches ebenfalls motiviert und zum Weitermachen anspornt. Feste Daten, bis zu denen das Projekt umgesetzt sein soll, helfen ebenfalls und spornen dazu an, das jeweilige Ziel wirklich zu erreichen und daran zu arbeiten.

In jedem Fall sollten alle Ziele schriftlich festgehalten und gut sichtbar aufgehängt werden. Wenn diese deutlich vor Augen stehen, fällt es viel leichter, dafür mehr zu tun und nicht nach kurzer Zeit aufzugeben. Am besten ist es sogar, die Ziele nicht nur aufzuschreiben, sondern noch an einem oft genutzten Ort aufzuhängen. Dabei könnte es sich unter anderem um einen Spiegel oder um den Kühlschrank handeln, um nur einige Beispiele zu nennen. Wichtig ist, sich selbst ganz klare Ziele mit Zeitvorgabe zu setzen und keine schwammigen Optionen. Ungenaue Ziele werden in den meisten Fällen ohnehin nicht umgesetzt, was ebenfalls beachtet werden sollte.

Eine sehr praktische Methode ist es auch, sich das zukünftige Ich in Gedanken vorzustellen und richtiggehend dieses Bild auszumalen. Mit ein wenig Übung lässt sich dieses Bild in Gedanken in den schönsten Farben ausmalen. Nur ein Beispiel wäre ein Ausflug zum Strand mit dem flachen, definierten Bauch, der durch den Bikini oder die Badehose perfekt zur Geltung kommt. Eine zufriedene Ausstrahlung und eine tolle restliche Optik dazu – und schon ist das innerliche Bild das Ziel, welches sich durch die entsprechende Arbeit auch erreichen lässt. Es treibt schlicht noch mehr an, etwas für das Ziel zu tun und dabei zu bleiben, wenn dieses so klar vor Augen ist.

3. Erfolge feiern und sich selbst belohnen

Für jede Motivation ist es auch wichtig, sich selbst zu belohnen und die bisherigen Erfolge entsprechend zu feiern. Natürlich sollte das nicht in Form von einem tollen Essen der Fall sein, welches die bisherigen Erfolge dann vielleicht wieder kaputtmacht. Doch auch abseits vom Essen gibt es viele Möglichkeiten, um sich selbst zu belohnen und auf diese Weise noch mehr anzuspornen.

Neue Klamotten, ein Friseurbesuch, ein Besuch mit Freunden im Stadion, der Shoppingausflug – es gibt wirklich sehr viele Möglichkeiten, um sich selbst entsprechend zu belohnen. Dadurch bleibt die Motivation selbst nach einigen Wochen noch hoch und es gibt gar keinen Weg zurück zu der alten Ernährung, die zum Bäuchlein geführt hat.

Hier kommt es nur darauf an, dass jeder für sich selbst herausfinden muss, wie sich Erfolge besonders gut feiern lassen und was richtig anspornt.

Grundsätzlich gilt beim Thema Motivation, dass zunächst einmal eigene Gründe erkannt werden müssen, die zur gewünschten Abnahme führen. Nur wenn hier wirklich eine gute Motivation mit passenden Gründen und Zielen vorhanden ist, wird es möglich sein, das Abnehmen am Bauch auch erfolgreich umzusetzen.

Vor dem Training und der richtigen Ernährung, die beim Abnehmen hilft, geht es jetzt aber erst einmal darum, möglicherweise vorhandene Ernährungsmuster zu erkennen. Falsche Ernährungsmuster und Heißhunger können schließlich ganz schnell die Diät ruinieren und sind keine wirkliche Hilfe beim Abnehmen.

ERNÄHRUNGSMUSTER ERKENNEN UND HEISSHUNGER VERMEIDEN

Gerade Männer lagern in der Regel als erstes Fett am Bauch ein, doch auch Frauen setzen schnell Fett an der ungeliebten Stelle an. Darüber hinaus fällt es Frauen schwerer, das Bauchfett zu verlieren, da der Körper sich die Reserven für die Fortpflanzung sichern möchte. Dennoch gibt es keinen Grund für Männer oder für Frauen, das lästige Bauchfett einfach zu akzeptieren.

Hilfreich ist es beim Abnehmen und für eine langfristige Veränderung der aktuellen Gewohnheiten, die Ernährungsmuster zu erkennen. Diese gewöhnt man sich bereits in der Kindheit an und es ist nicht einfach, im späteren Verlauf des Lebens die vorhandenen Muster zu erkennen und zu verändern.

Da es aber oft einige Verhaltensmuster sind, die immer wieder auftreten und für Schwierigkeiten sorgen, macht es Sinn, diese genauer zu kennen und ein wenig näher zu betrachten. Dadurch fällt schnell auf, welche Änderungen für die Abnahme wichtig oder sogar erforderlich sind. Es ist vor allem wirklich interessant, welche Angewohnheiten üblich geworden sind, seitdem Nahrung nicht mehr knapp und in vielen Varianten verfügbar ist. Schließlich hat es hier in den letzten Jahrzehnten auch sehr viele Veränderungen in Bezug auf das aktuelle Angebot gegeben, welches stark ausgeweitet wurde.

An dieser Stelle sollen daher einige Klassiker genannt werden, die sich viele Menschen schon in der Kindheit antrainieren und die für die nachhaltige Abnahme dringend verändert werden sollten. Diese 5 typischen Muster sind sicherlich bei vielen Erwachsenen zu finden:

- Immer den Teller leeressen

Den Teller immer zu leeren und nicht einen Krümel darauf zurückzulassen war eine Angewohnheit aus Kriegszeiten oder den Nachkriegsjahren, in denen nicht viel Essen vorhanden war? Von wegen, denn hier handelt es sich um ein klassisches Muster aus der Kindheit, welches später wirklich nicht einfach zu durchbrechen ist. Es ist völlig egal, ob man schon satt ist oder ob man sich im Anschluss viel zu voll fühlt: Der Teller wird ganz oft trotzdem geleert.

Genau hier liegt ein echtes Problem vor, denn durch die Portionen, die oft größer sind, als sie sein sollten, wird eine Abnahme wirklich erschwert. Außerdem sieht der Bauch nach dem Essen dann häufig aufgebläht aus, was ebenfalls nicht so motivierend oder angenehm ist. Es kann hilfreich sein, entweder ganz bewusst etwas auf dem Teller zurückzulassen oder kleinere Teller zu verwenden. Diese sind dann trotzdem gefüllt und können ohne schlechtes Gewissen geleert werden. Die wohl beste Methode bei einem solchen Verhalten ist es aber sicherlich, zu lernen, mehr auf den Körper und auf das Gefühl der Sättigung zu hören. Das lässt sich wieder trainieren – zum Beispiel mit einem Fokus auf dem Essen, ohne ständige Ablenkung.

- Einseitige Ernährung

Heute stehen alle Möglichkeiten für genau die Ernährung offen, die jeder einzelne Leben möchte. Das Angebot an frischen Lebensmitteln sowie an verarbeiteten Optionen ist riesig, sodass die Auswahl manchmal nicht ganz leicht fällt. Aber der Griff zu den immer gleichen Lebensmitteln ist oft regelrecht einprogrammiert und dann passiert es ganz oft, dass eine einseitige Ernährung normal ist.

Nicht nur die einseitige Ernährung, sondern auch eine ungesunde mit vielen Fertigprodukten, wenig frischem, süßem und fettigem Essen, wird immer üblicher. Daher kann auch hier von einem Verhaltensmuster die Rede sein, welches sich aber ebenfalls durchbrechen lässt, wenn nur der Wunsch dazu vorhanden ist. Eine gute Grundregel ist es immer noch, möglichst buntes Obst und Gemüse zu essen. Wenn dieses dann noch saisonal ist und nicht um die halbe Welt geschifft werden muss, wobei viele Nährstoffe verlorengehen, dann ist schon viel gewonnen.

- Essen als Trost nutzen

Nur bei Hunger ist Essen eine gute Lösung, bei anderen Problemen ist das Essen aber nie eine gute Antwort. Dieser vielleicht schon häufig vernommene Satz steht dem Muster entgegen, dass Essen Trost bietet und in schweren Situationen zum Einsatz kommt. Das wird ja sogar schon in Hollywood-Filmen vermittelt, in der die weiblichen Darstellerinnen mit Liebeskummer mit einer Familienpackung weinend auf der Couch sitzen.

Stress, Liebeskummer, Einsamkeit, Frust, Wut oder Langeweile führen in vielen Fällen zu zusätzlichen Snacks, die jede Abnahme erschweren. Bekannt ist diese Form des Essens auch unter dem Begriff „Emotionales Essen". Hier sollte aber beachtet werden, dass dieses Essen nicht gegen die zugrundeliegenden, oft negativen Gefühle hilft, sondern nur zu mehr Gewicht führt.

Der beste Weg heraus aus diesem Muster, welches schon in der Kindheit mit dem tröstenden Schokoriegel begonnen hat, ist, sich mit den Gefühlen zu beschäftigen. Oft helfen Sport, Gespräche mit Freunden und andere Maßnahmen, die für Entspannung und positive Gefühle sorgen.

Fest steht, dass emotionales Essen regelrecht Gift für die Abnahme ist und nicht zuletzt ein Grund für die Zunahme von so vielen Menschen ist. Auch Übergewicht entsteht meistens durch solche Muster und dadurch, dass bei negativen Gefühlen nach einem Trost in Form von bestimmten Lebensmitteln gesucht wird. Hier ist aber noch individuell herauszufinden, was hier helfen könnte und wie gegen dieses Muster am besten vorgegangen wird.

- Aus Zeitmangel sehr schnell essen

Hastig das Essen herunterzuschlingen und bei der atemberaubenden Geschwindigkeit nicht mehr richtig zu kauen ist nicht nur bei Kindern, die zurück zum Spielen wollen, oft zu beobachten. Diese Angewohnheit zieht sich letztendlich fast durch das ganze Leben hindurch. Die Mittagspause reicht kaum zum entspannten Essen und auch sonst ist die Mahlzeit nicht mehr unbedingt eine ruhige Minute wert.

Durch das hektische Essen wird zum einen nicht gut genug gekaut, um dem Magen und dem Darm die Arbeit ein wenig zu erleichtern. Zum anderen kommt kein Signal des Magens, dass er angenehm gesättigt ist und jetzt nichts mehr braucht. Heute ist der Wert einer Mahlzeit einfach nicht mehr so groß und es fällt oft sehr schwer, sich auf ein angemessenes Tempo zu konzentrieren. Wenn die Mahlzeiten aber genossen und langsam gegessen werden, dann können die Portionen bei angenehmer Sättigung viel kleiner ausfallen. Das macht sich dann ganz schnell beim Gewicht und somit auch beim Bauchfett an sich bemerkbar.

Eine schöne Möglichkeit, um langsamer zu essen wäre es, die Atmosphäre bei den Mahlzeiten anzupassen. Kerzenlicht, angenehme Musik und vor allem ein schön angerichtetes Gericht laden dazu ein, sich mehr Zeit zu nehmen. Gerade bei Mahlzeiten in den eigenen vier Wänden fällt es viel leichter, das Gericht wirklich schön anzurichten und als etwas Besonderes darzustellen. Dann macht es auch direkt mehr Freude, mehr zu genießen, langsamer zu essen und die liebevoll gestaltete Mahlzeit nicht so schnell zu essen.

- Mehr essen, als es gut wäre

Die Portionen sind in den letzten Jahren immer größer geworden und nehmen immer mehr XXL Ausmaße an. Genau hier liegt aber ein bekanntes Problem vor, da diese großen Portionen dazu führen, dass der Magen immer mehr braucht, um satt und zufrieden zu sein. Die Folge davon ist ganz schnell Übergewicht, welches bei den Portionen, die häufig auf den Tellern zu finden sind, eine ganz normale Folge darstellt.

Zum einen liegt dieses Verhalten sicherlich an den Portionen in Restaurants, die immer weiter gewachsen sind. Zum anderen sind die Familienpackungen im XL Format, die so viel günstiger sind, mit Sicherheit auch ein Teil des Problems. Dadurch entsteht das Gefühl, diese Portionen zu brauchen und es tritt viel häufiger nach dem Essen auf, dass ein Gefühl von Völle vorhanden ist, welches weniger angenehm ausfällt.

Die positive Nachricht bei dieser Entwicklung ist sicherlich, dass es möglich ist, den Magen wieder an kleinere Portionen zu gewöhnen. Das kostet zwar Zeit und ein wenig Geduld, ist aber ohne weiteres machbar. Außerdem bieten einige Restaurants es an, halbe Portionen zu bestellen. Diese halben Portionen entsprechen dann vielleicht einer ganz normalen Menge aus früheren Zeiten, die völlig ausreicht. Eine andere

Option für eine Veränderung wäre es hier, die Kalorienmenge zu erfassen und so ein besseres Gefühl für Mengen zu bekommen.

Das ist natürlich nicht immer möglich, hilft jedoch am Anfang, ein entsprechendes Muster zu erkennen und dann im nächsten Schritt aktiv dagegen vorzugehen. Zu große Portionen schlicht aus der Gewohnheit heraus sind in jedem Fall keine besonders gute Vorgehensweise. Denn genau dadurch fällt das Abnehmen am Bauch sowie die Abnahme insgesamt nur unnötig schwer.

- Den Fokus auf alles gleichzeitig richten

Bei einem Blick auf frühere und heutige Mahlzeiten fällt ganz schnell auf, dass früher alle zusammen an einem Tisch gegessen haben, wenn es möglich war und sich auf das Essen konzentriert haben. Heute ist das häufig nicht mehr der Fall und das Handy ist fast immer am Tisch mit dabei. Oder der Fernseher ist eingeschaltet. Das Essen vor dem Fernseher, nebenbei bei der Arbeit am Computer oder Laptop ist für viele völlig normal geworden.

Der Fokus liegt damit nicht mehr auf der Mahlzeit, auf dem Austausch oder dem gemeinsamen Erlebnis und die Aufmerksamkeit liegt auf vielen verschiedenen Dingen gleichzeitig.

Das ist aber ein Muster, welches sich heute immer mehr durchsetzt und welches langfristig problematisch wird.

Denn dadurch werden die Mahlzeiten weniger geschätzt und in einem geringeren Maß wahrgenommen. Oft werden Snacks zwischendurch richtig vergessen und der Gedanke herrscht vor, dass doch eigentlich gesund und ausgewogen gegessen wird, was oft gar nicht der Fall ist.

Es macht daher bei einem solchen Verhalten Sinn, die Mahlzeit wieder in den Mittelpunkt zu stellen. Vielleicht hilft die Grundregel, dass beim Essen der Fernseher und der Computer ausgeschaltet bleiben und das Handy nicht angefasst wird. So oder so sorgt der Fokus auf ganz viele Aktivitäten und weg von der Mahlzeit an sich dafür, dass am Ende viel mehr gegessen wird, als es gut wäre. Befriedigung und Sättigung nach einer Mahlzeit fehlen ebenfalls, sodass es sich hier wirklich um ein unschönes Verhalten handelt, welches in den letzten Jahren immer beliebter und üblicher geworden ist.

Das Thema Heißhunger ist ebenfalls einen weiteren Blick wert, da viele Vorsätze für Ernährungsumstellungen und zum Abnehmen am auftretenden Heißhunger scheitern. Hierfür sollten einige Informationen bekannt sein, wodurch Heißhunger überhaupt entsteht und wie dieser durch die richtige Ernährung verhindert werden kann.

Im Normalfall gehören heutzutage viele Kohlenhydrate in Form von Nudeln, Reis, Brot oder Weißmehl mit zur Ernährung. Zucker ist hier ebenfalls zu nennen. All diese Lebensmittel haben eines miteinander gemeinsam: Sie lassen den Insulinspiegel sehr schnell und sehr stark nach oben schnellen. Nach kurzer Zeit sinkt der Insulinspiegel wieder ab und dann kommt es zu einem ganz bekannten Phänomen: Heißhunger! Dann darf es am besten süß oder fettig sein. Im nächsten Schritt schnellt der Blutzuckerspiegel, wie der Insulinspiegel auch genannt wird, wieder nach oben.

Dieser Heißhunger macht schnell jede Motivation für eine Abnahme oder für eine gesündere Lebensweise zunichte. Zum Glück hilft eine andere Form der Ernährung dabei, den Blutzuckerspiegel stabiler zu halten, was wiederum den Heißhungerattacken ziemlich erfolgreich vorbeugen kann. Gemeint ist hier die Low Carb Ernährung oder direkt die ketogene Ernährung, da bei beiden Ernährungsformen wesentlich weniger Kohlenhydrate erlaubt sind. Dadurch kann der Insulinspiegel gar nicht mehr so sehr schwanken, wodurch Heißhunger seltener vorkommt.

Große Mengen an Kohlenhydraten, Zucker und vor allem an Weißmehl sind mittlerweile als Grund für den auftretenden Heißhunger bekannt. Hier ist es aber gar nicht so schwer, gegen den Heißhunger anzugehen, da es vor allem die Ernährung ist, die konsequent umgestellt wird. Im nächsten Schritt fällt es dann nicht mehr so schwer, dabeizubleiben und je nach Wunsch entweder die Low Carb Ernährung einzuführen oder sogar in die Ketose zu gehen.

Die in diesem Buch vorkommenden Rezepte der Low

Carb und der ketogenen Ernährung sind daher nicht nur hilfreich, wenn es um das Abnehmen am Bauch an sich geht. Vielmehr helfen diese Ernährungsformen auch dabei, weniger Heißhunger zu haben und so einfacher die neue Form der Ernährung durchzuhalten.

Gegen die (falschen) Ernährungsmuster aus der Kindheit helfen daher die in diesem Kapitel genannten Übungen. Wenn es darum geht, weniger Heißhunger zu haben und zufriedener zu sein, hilft es tatsächlich, die Kohlenhydrate in der Ernährung sehr konsequent zu reduzieren. Nach der ersten Umstellung auf die neue Ernährungsform gehört Heißhunger auf Zucker der Vergangenheit an.

Doch nicht nur der schwankende Insulinspiegel ist mit ein Grund für starken Heißhunger, der sehr belasten kann. Ein weiterer und ebenfalls häufig auftretender Grund ist der Mangel an bestimmten Nährstoffen. Wenn diese Nährstoffe fehlen, dann meldet der Körper ein Verlangen nach bestimmten Lebensmitteln an, die oft nicht besonders gut zur gesunden Ernährung passen.

Der Grund für den Heißhunger auf bestimmte Lebensmittel ist daher oft ein Zeichen des Körpers, der ziemlich genau mitteilt, was er braucht und wirklich haben möchte. Die folgende Auflistung hilft dabei, bessere Entscheidungen in Bezug auf die Ernährung zu treffen und dem Heißhunger nicht mehr ganz so schnell nachzugeben.

Bei Heißhunger auf:

- Schokolade, Kuchen und Süßigkeiten im Allgemeinen braucht der Körper Magnesium, Glucose und Tryptophan – diese Nährstoffe stecken in Nüssen, Vollkornprodukten und Bananen

- Chips braucht der Körper Salz. Neben Salz an sich sind Seefisch und Oliven gute Quellen.

- Fast Food braucht der Körper ebenfalls Salz und dazu Energie. Vollwertkost mit ein wenig mehr Salz, als sonst üblich, helfen hier weiter.

- Fleisch fehlt dem Körper Eisen. Gute Quellen können hier auch Kürbiskerne und Hülsenfrüchte sein.

- Obst fehlt dem Körper Wasser. Hier sollten Obst und ein großes Glas Wasser schnell eingebaut werden.

- Käse braucht der Körper oft Energie, Salz, Calcium oder Omega-3-Fettsäuren. Hier helfen neben Käse auch Brokkoli, Grünkohl und Seefisch.

Es ist gerade bei der Umsetzung der Low Carb Ernährung oder bei der ketogenen Ernährung wichtig, den Körper besser zu verstehen. Ein stabiler Blutzuckerspiegel durch die kohlenhydratarme Ernährung hilft sicherlich dabei, weniger Heißhunger zu verspüren.

Doch die Mikronährstoffe sind ebenfalls sehr wichtig und so sollte auch das Verlangen nach Chips oder Süßigkeiten verstanden werden.

In vielen Fällen hilft grünes Gemüse genau wie Nüsse oder einige Oliven dabei, Heißhunger zu reduzieren. Gerade Nüsse sind bei einer kohlenhydratarmen Ernährung von großer Bedeutung, da diese nicht nur voller Vitamine und Mineralstoffe stecken, sondern gleichzeitig noch eine gute Portion Energie schenken.

Darüber hinaus ist gerade beim Thema Bauchfett und dem Abnehmen am Bauch auch der Unterschied zwischen Männern und Frauen zu beachten. Diese Unterschiede gibt es wirklich, da Männer sogar schneller am Bauch zunehmen und Frauen dieses Fett schwerer wieder verlieren können. Im nächsten Kapitel geht es daher erst einmal um diese grundsätzlichen Unterschiede, bevor es um die Möglichkeiten geht, wie das Fett möglichst nachhaltig abgebaut werden kann.

DIE UNTERSCHIEDE DES BAUCHFETTES BEI MÄNNERN UND FRAUEN

Es gibt auch bei der Fettverbrennung am Bauch Unterschiede bei Männern und bei Frauen. Man kann mit einer ganz einfachen Regel herausfinden, ob man zu viel Bauchfett hat:

Bei Männern gilt: Ist der Bauchumfang höher als 94 Zentimeter, dann handelt es sich um zu viel Fett.

Bei Frauen gilt: Ist der Bauchumfang höher als 80 Zentimeter, dann handelt es sich ebenfalls um zu viel Fett.

Männer setzen vermehrt am Bauch an, während das bei Frauen nicht nur den Bauch betrifft, sondern auch die Oberschenkel und die Hüfte. Frauen haben es demnach etwas schwerer, Bauchfett zu verlieren, da ihr Körper aufgrund der Fruchtbarkeit mehr Fett einlagert, als dies bei Männern der Fall ist. Die Frauen brauchen das Fett, um den Fötus während einer Schwangerschaft zu schützen.

Wie bekommt man nun einen flachen Bauch? Die

Methode ist bei Frauen und Männern dieselbe. Frauen jedoch werden immer mehr tun müssen, damit man ihre Bauchmuskeln auch sehen kann. Die meisten Frauen wollen eher weiblicher aussehen, als muskulös. Ihr Wunsch ist ein flacher Bauch, der kein überschüssiges Fett enthält. Wichtig ist hierbei, den Fettanteil am Bauch zu reduzieren. Auch den Fettanteil kann man mithilfe einer Regel, feststellen:

Bei Männern liegt der Fettanteil bei 13-16 %.

Bei Frauen bei 19-22 %.

Die Bauchmuskeln werden bei Männern ab 12 % oder weniger sichtbar und bei Frauen ab 18 % oder weniger.

DIE 5 FEHLER, DIE MAN VERMEIDEN SOLLTE

Es gibt 5 Fehler, die man vermeiden sollte, wenn man am Bauch Fett verlieren möchte. Versucht man diese nicht zu begehen, wird es leichter sein, an der Körpermitte abzunehmen.

Fehler 1: Man möchte Fett verlieren, indem man

Kardiotraining macht

Das ist wohl das Absurdeste, was man hören kann, aber Kardiotraining, wie beispielsweise Joggen, wird das Bauchfett nicht reduzieren! Man kann mit dieser Art von Training Kalorien verbrennen, aber man hat mit einigen Nachteilen zu kämpfen:

- Beim Kardiotraining wird eine hohe Menge an Cortisol produziert, was als Antistresshormon bezeichnet wird. So wird Fett im Körper eingelagert und dies vor allem am Bauch.
- Testosteron ist ein Hormon, was für die Fettverbrennung zuständig ist. Dieses wird, bei Kardioeinheiten, reduziert. Gerade für Frauen ist es aber sehr wichtig.
- Das Insulin wird dabei nicht wirklich sensibilisiert, was aber für die Fetteinlagerungen entscheidend ist.

Fehler 2: Bloß kein Fett!

Das ist der falsche Ansatz, denn Fett ist nicht unbedingt für das Fett verantwortlich. Es gibt auch sehr gute Fette, die in Olivenöl, Avocados, Fisch und Nüssen enthalten sind. Sie haben zwar viele Kalorien, aber sie sättigen dafür umso mehr. Gleichzeitig aktivieren sie nur wenig des Insulins und so kann es nicht zu Fetteinlagerungen kommen. Einige Fette, wie beispielsweise Kokosöl, können sogar die Fettverbrennung anregen und dafür sorgen, dass man Bauchfett verliert.

Fehler 3: Mithilfe von Bauchmuskeltraining das Bauchfett verlieren

Die meisten Leute sind der Meinung, dass man nur mit gezielten Bauchübungen einen flachen Bauch bekommen kann. Das stimmt leider auch nicht so ganz. Es sind die Essensgewohnheiten, die dafür verantwortlich sind, ob man am Bauch Fett verbrennt oder nicht. Möchte man aber keinen Hängebauch haben, sondern einen straffen präsentieren, sind Bauchmuskelübungen sehr hilfreich. Gerade nach einer Schwangerschaft helfen sie enorm. Bauchmuskeln können auch definierter sein, wenn man diese stärkt. Das Bauchmuskelpaket wird dann sichtbarer. Des Weiteren helfen die Übungen auch, wenn man Schmerzen im Unterrücken hat, Verletzungen vorbeugen und das Gleichgewicht beim Laufen, Sitzen und Stehen stabilisieren will. Die Bauchmuskeln werden einfach stärker.

Fehler 4: Das Fett mit Pillen schmelzen lassen

Eigentlich sollte man wissen, dass das zu nichts führt. Dennoch gibt es viele Menschen, die denken, dass sie mit irgendwelchen Wunderpillen das Fett am Bauch loswerden können. Man sollte die Finger davon lassen, denn die einzige „Pille“, die wirklich gegen Bauchfett hilft, ist die Omega-3 Pille.

Fehler 5: Eine Diät machen

Eine Diät wird nicht helfen! Sie helfen nicht, wenn man abnehmen möchte, und sie helfen auch nicht, um das Fett am Bauch gezielt loszuwerden. 2 von 3 Personen nehmen sogar durch eine Diät eher zu, als ab. Die anderen, die ebenfalls eine Diät machen, verlieren kaum Kilos.

DIE 5 URSACHEN FÜR DAS HARTNÄCKIGE BAUCHFETT

Die Ursachen für zu viel Fett am Bauch und Übergewicht sind meist eine schlechte Ernährung und Bewegungsmangel. Und diese 5 Ursachen setzen sich aus folgenden Punkten zusammen:

- Man nimmt zu, wenn man mehr Kalorien zu sich nimmt, als man verbrennt
- Man nimmt zu, wenn das Essen aus raffinierten, weiterverarbeitenden und einfachen Kohlenhydraten besteht
- Fett lagert man ein, wenn man Nahrungsmittel zu sich nimmt, die ebenfalls weiterverarbeitet wurden

- Wenn man keine oder wenig Bewegung hat
- Und unter chronischem oder langandauerndem Stress leidet

12 TIPPS, UM BAUCHFETT ZU VERLIEREN

Tipp 1: Es ist wichtig, ab und an das Frühstück wegzulassen

Die meisten Menschen sind der Meinung, dass das fehlende Frühstück dazu beiträgt, dass sich der Stoffwechsel verlangsamt und dies demnach nicht hilft, Bauchfett zu verlieren. Das stimmt allerdings nicht! Es konnte nie wissenschaftlich belegt werden, dass sich der Stoffwechsel verlangsamt, wenn eine Mahlzeit weggelassen wird. Diese Theorie ist aber als Mythos so fest eine Überzeugung der Menschen geworden, dass man sie auch „Metabolismus-Mythos“ nennt. Wie eine Studie zeigte, verbrennt man die gleiche Menge an Kalorien pro Tag, wenn man eine Mahlzeit, die aus 2.000 kcal besteht, in 5-6 Portionen am Tag verteilt zu sich nimmt. Der Metabolismus oder Stoffwechsel verlangsamt sich erst, wenn man 3-4 Tage nicht isst. So schaltet der Körper den Hungermodus ein und lagert alles ein, was nach den 4 Tagen wieder verzehrt wird. Fastet man ab und an, beschleunigt man den

Stoffwechsel. Eine Studie mit 11 Männern zeigte, dass sich deren Stoffwechsel um 14 % erhöhte, als sie 3 Tage lang fasteten.

Ein weiterer Aberglaube ist, dass das Auslassen des Frühstücks ungesund sei. Hier sind einige Vorteile, die das Gegenteil beweisen:

- Das Hormon HGH nimmt zu und beschleunigt somit die Fettverbrennung
- Der Blutdruck sinkt
- Die Lebenserwartung wird um 30 % erhöht
- Die Zellen erneuern sich
- Der Insulinspiegel sinkt und somit läuft die Fettverbrennung besser

Die Aussage, dass das Frühstück die wichtigste Mahlzeit des Tages ist, stimmt also nicht. Ein Nachteil ist jedoch, dass man durch das Weglassen der morgendlichen Mahlzeit, eher Lust auf Süßigkeiten oder Fast Food hat. Hält man durch, kann man aber gut zu Mittag essen. Untersuchungen zeigten, dass man es schaffen kann, eine Mahlzeit auszulassen. Wieso wirkt denn nun das Verzichten aufs Frühstück gut für den Bauchumfang? Ganz einfach, der Körper nimmt sich zwei Energiequellen vor:

- Aus Glucose (die Energie aus Kohlenhydraten)

- Das Fett

Der Körper kann demnach in folgenden Zuständen sein:

- 1. Zustand: Die Zuckerverbrennung
- 2. Zustand: Die Fettverbrennung oder auch Ketose genannt

Im ersten Zustand nimmt der Körper seine Energie aus der Glucose. Er wird den Vorrat anzapfen, der in der Leber und den Muskeln in Form von Glykogen gespeichert ist. Im zweiten Zustand greift der Körper die Fettreserven an, um Energie zu verwenden.

Möchte man also den zweiten Zustand erreichen, sollte man 6-8 Stunden nichts essen. Wacht man morgens auf, indem man 8 Stunden Schlaf hatte, beginnt der Körper Fett zu verbrennen. Leider essen die meisten Menschen direkt nach dem Aufstehen und frühstücken. So schaltet der Körper von Zustand 2 auf Zustand 1 und verbrennt den Zucker und der Körper verbrennt kein Fett mehr. Es ist deswegen ganz gut, ab und an auf das Frühstück zu verzichten, am besten 1-3 x in der Woche. So kann der Körper optimal Fett verbrennen.

Viele denken dann, dass sie morgens keine Energie mehr zur Verfügung haben und ihnen schwindelig wird. Das stimmt aber nicht, denn der Körper verbrennt Fett, um Energie zu gewinnen, und Fett besteht aus 4 x mehr Energie als Zucker. Schwindlig kann einem jedoch schon werden. Wenn der Körper immer nur Zucker verbrannt hat und jetzt auf die Fettverbrennung umschalten muss, muss er sich erst daran gewöhnen. Die ersten zwei Wochen können demnach etwas schwierig werden, weil man sich schlapp fühlt. In der Zeit sollte man Sport treiben, am besten gegen 11 Uhr, damit man direkt danach das Mittagessen einnehmen kann.

Es ist also von Vorteil 1-3 x die Woche:

1. Das Frühstück wegzulassen
2. Um 11 Uhr Sport zu treiben
3. Gegen 12 Uhr zu Mittag zu essen

Möchte man ebenso im Schlaf Fett verbrennen, sollte man nach 20 Uhr nichts mehr essen. So isst man dann zwischen 12 Uhr und 20 Uhr, aber genauso viel, wie sonst auch.

So hat man 8 Stunden, um Nahrung zu sich zu nehmen. Geht man arbeiten, könnte das schwieriger werden. Da sollte man schauen, wie man das am besten geregelt bekommt.

Zusammenfassung: 1-3 x in der Woche das Frühstück weglassen und ab 12 Uhr zu Mittag essen.

Tipp 2: Wenn frühstücken, dann mit Eiweiß

Natürlich sollte man nicht jedes Mal das Frühstück weglassen. Es ist ganz gut, den Körper ab und an zu überraschen und ihm eine Herausforderung zu stellen.

Von solchen wird er gestärkt. Wichtig ist es aber, beim Frühstück auf Kohlenhydrate zu verzichten. So verbrennt der Körper länger Fett, die Insulinproduktion wird verringert und man hat keinen Dauer-Hunger, weil Kohlenhydrate dies leider begünstigen.

Die Rede ist hier nur von weiterverarbeitenden Kohlenhydraten, wie beispielsweise Brot. Untersuchungen ergaben, dass wenn man Eiweiß zum Frühstück isst, das Sättigungsgefühl eher eintritt. So passiert es, dass 60 % der Menschen weniger an Essen denken, sie 50 % weniger Lust auf abendliche Snacks haben und dennoch 400 Kalorien am Tag zu sich nehmen. So nimmt man am besten am Bauch ab. Es stimmt auch nicht, dass Eier der Grund dafür sind, dass der Cholesterinspiegel ansteigt und man eher unter Herz-Kreislaufproblemen leidet.

Zusammenfassung: Man beginnt den Tag mit Eiweiß, wie mit einem Spiegelei, Fleisch, Geflügel, Thunfisch oder einem gekochten Ei.

Tipp 3: Gesunde Fette zu sich nehmen

Ja es stimmt, dass man viel mehr an Körperfett verliert, wenn man gesunde Fette konsumiert. Die Kohlenhydrate sollte man aber ganz weglassen, da eignet sich die ketogene Ernährungsweise sehr gut. Natürlich braucht das Gehirn immer etwas Glucose und auch die Muskeln reparieren sich mithilfe von Glucose, aber man sollte lieber Obst, Gemüse und Haferflocken, statt Pasta, Reis,

Kartoffeln und Brot zu sich nehmen. Dabei geht es vor allem darum, die richtigen Fette zu essen, wie die Omega-3-Fettsäuren. Diese haben den Vorteil, dass sie:

1. Den Cortisolwert senken, der für Stress verantwortlich ist
2. Die Fettverbrennung ankurbeln und somit den Fettgehalt senken
3. Das Hungergefühl unterdrücken

Die Omega-3-Fettsäuren findet man in Makrelen, Thunfisch, Sardinen und Lachs, also vor allem in Fisch.

Um genügend Omega-3-Fettsäuren im Körper zu haben, sollte 2-3 x in der Woche Fisch gegessen werden. Schafft man die Menge nicht, oder isst generell nicht gerne Fisch, gibt es auch einen Omega-3-Fettsäuren Ersatz, den man einnehmen kann. Hierfür eignen sich Nahrungsergänzungsmittel, wie Neptune Krillöl Kapseln. Diese Kapseln erhöhen die Fettverbrennung. Jetzt fragt man sich vielleicht, wie viel man davon einnehmen sollte? Am besten 1.000 mg pro Tag, diese müssten dann aber DHA oder EPA sein. Die Anteile dieser beiden Komponenten stehen auf der Verpackung. Krillöl besteht aus DHA und EPA und hat einen positiven Einfluss auf das Gehirn und seine Motivation. Treibt man demnach Sport, hilft Krillöl als Ergänzung. Als Vegetarier hilft Algenöl ebenso. Möchte man eine gute Qualität haben, aber ein etwas günstigeres Produkt, ist Fischöl eine gute

Alternative. Ein weiterer Tipp ist, dass man zum Braten lieber Margarine oder Kokosöl nehmen sollte. Kokosöl treibt den Stoffwechsel an und regt somit auch die Fettverbrennung an.

Zusammenfassung: Omega-3-Fettsäuren in Form von Fisch lassen das Bauchfett schmelzen.

Tipp 4: Kurzes, aber hochintensives Training

Kardiotraining hat gar keinen Einfluss auf das Bauchfett. Kurzes, aber hochintensives Training dagegen verbrennt bis zu 7 x mehr Fett. Man trainiert in kurzen Abständen und lässt dann den Körper ruhen. Eine Studie bestätigte dies: Eine Gruppe trainierte über 12 Wochen kurz und hochintensiv. Eine andere Gruppe machte dagegen Kardiotraining. Die erste Gruppe gewann einen Kilo Muskelmasse, die Kardiogruppe verlor 0,5 Kilo an Muskelmasse!

Eine andere Studie zeigte, dass Frauen, die 3 x die Woche kurzes und hochintensives Training machten, nach 15 Wochen mehr Fett verloren hatten und auch einiges am Bauch und an den Beinen.

Auch wenn man mit Kardiotraining dieselben Kalorien wie mit hochintensivem Training verbrennt, verbrennt man beim letzten mehr Bauchfett. Der Grund ist, dass bei diesem Training das ganze Muskelgewebe eingesetzt wird – das langsame, schnelle und sehr schnelle Muskelgewebe. Macht man nur Kardiotraining, beispielsweise Joggen, werden nur die langsamen Muskelfasern beansprucht.

Beim hochintensiven Training produziert der Körper mehr Testosteron und HGH, die dazu beitragen, die Fettverbrennung zu unterstützen.

Absolviert man 3 x für 20 Minuten in der Woche kurzes und hochintensives Training, als gleichlang oder länger Kardio zu machen, verbrennt man viel mehr an Kalorien.

Folgendes Trainingsschema kann genutzt werden:

1. 3 Minuten Warm-up
2. 8 Sets von einer Übung mit 20 Sekunden Intensität und 60 Sekunden Pause
3. 2 Minuten Cool-down

Beispielsweise 8 Sets Sprint und dann 60 Sekunden langsam gehen. Ist man älter oder einfach der Meinung, dass Sprinten nichts für einen ist, kann man stattdessen 8 Sets 20 Sekunden schnell gehen und 60 Sekunden Pause machen. Selbst das ist effektiver, als im gleichen Tempo spazieren zu gehen. Bauchmuskeltraining hilft natürlich ebenso für einen flachen Bauch.

Zusammenfassung: Kurzes, hochintensives Training ist besser, um Fett zu verbrennen, als Kardiotraining.

Tipp 5: Stress sollte vermieden werden

Hat man Stress, produziert der Körper das Hormon Cortisol. Dieses speichert das Fett hauptsächlich am Bauch und steigert den „Hunger“. Ist der Cortisolspiegel hoch, erhöht sich ebenfalls der Blutzuckerspiegel und der Stoffwechsel schaltet einen Gang runter. So wird die Verbrennung am Bauch blockiert und Bauchfett kann nicht abgebaut werden. Es ist auch wichtig, die Kehrseite zu kennen: Akuter Stress kann sogar gut sein: Eine kurze, kalte Dusche ist für den Körper gut, signalisiert ihm gleichzeitig eine Stresssituation. Also noch einmal: Akuter Stress kann gesund sein, chronischer dafür nicht. Um Stress zu vermeiden, sollte man folgende Punkte beachten:

TV schauen (einen ruhigen oder lustigen Film)

- Geschlechtsverkehr haben
- Meditieren, da sich damit der Cortisolspiegel um 20 % reduzieren lässt
- Atemübungen oder Yogaübungen
- Lange und entspannende Pausen während der Arbeitszeit machen
- Pflanzen im Haus oder auf der Arbeit reduzieren den Stresspegel um 15 %
- Viel Schlaf

Zusammenfassung: Langzeitstress sollte man vermeiden, indem man mehr schläft und dem Körper Ruhe gönnt.

Tipp 6: Abkühlen

Ab und zu dem Körper eine Abkühlung zu geben, birgt einige Vorteile. Es gibt zwei Möglichkeiten, wie man das bewerkstelligen kann:

1. Sich selbst kurz intensiver Kälte aussetzen.
2. Sich selbst länger intensiver Kälte aussetzen, wie im kalten Wasser zu schwimmen.

Die erste Möglichkeit lässt sich mithilfe einer kurzen, kalten Dusche realisieren. Nach dem Duschen sollte man sich für eine halbe oder ganze Minute unter das kalte Wasser stellen. So stimuliert man die Testosteronproduktion, was auch die Fettverbrennung ankurbelt. Der Körper wird somit in einen Zustand versetzt, wo er sich selbst wieder wärmen muss und durch die Energie, die er aufbringt, Kalorien verbrennt. Um aber mehr Kalorien zu verbrennen, sollte man im kalten Wasser baden gehen. Man wird Bauchfett los und reduziert den Fettanteil im gesamten Körper. Drei Stunden im kalten Wasser verbrennen 250 kcal und das nur, weil der Körper sich wärmen muss.

Zusammenfassung: Extra Kalorien kann man mit kaltem Wasser verbrennen und den Fettanteil reduzieren.

Tipp 7: Der Spinatsmoothie

Spinat ist nicht jedermanns Sache und das auch noch als Getränk ...

Aber Spinat enthält Thylakoide, die den hedonischen Hunger um 94 % verdrängen. Dieser Hunger definiert die Lust nach süßem und fettigem Essen und wird auch Heißhunger genannt. So nimmt man einfacher ab. Spinat aktiviert zudem auch das Hormon Leptin, was für die Sättigung verantwortlich ist. So hat man bessere Kontrolle über die Essenslust. Lässt man das Frühstück nicht ausfallen, bietet sich der Smoothie schon am Morgen an. Ein Glas Wasser danach und gute Fette, wie eine Avocado, sättigen den ganzen Tag über.

Zusammenfassung: Ein Spinatsmoothie hilft die Lust auf Essen zu bändigen.

Tipp 8: Einen Cheatday in der Woche einplanen

Leider gehören wir zu einer Spezies, deren Willenskraft oft das Problem ist, wenn es um das Abnehmen geht. So halten viele keine gesunde Ernährungsform durch. Zählt man zu dieser Gruppe, ist ein Cheatday genau das Richtige. Selbst für Menschen, die mit ihrer gesunden Ernährungsumstellung gut klarkommen, ist dies eine gute Abwechslung. An einem Cheatday darf man alles essen, was man möchte. Bodybuilder und Models haben einen „sündhaften Tag“ in der Woche und halten so auch ihre Figur. Hierbei gibt es zwei Dinge zu beachten:

1. Man isst nicht mehr als das Doppelte von dem, was man die Tage zuvor gegessen hat.
2. Es muss ein fester Tag in der Woche ausgewählt werden, beispielsweise Sonntag.

Da man an diesem Tag viel isst, sollte man am nächsten Tag das Frühstück ausfallen lassen.

Es gibt vier Vorteile des Cheatdays:

1. Der Stoffwechsel erhöht sich bei schlanken Menschen um 6,6 % und bei Fettleibigen um 2,7 %.
2. Durch den Cheatday wird Leptin produziert, was für die Bauchfettverbrennung zuständig ist.
3. Der Ghrelinwert steigt, sodass man 3 Tage lang keinen Heißhunger hat.
4. Man darf essen, worauf man Lust hat, ohne dabei ein schlechtes Gewissen zu haben.

Mit einem Cheatday hat man mehr Disziplin den gesunden Ernährungsstil weiter fortzuführen und verliert dennoch Kilos. So wird das schnelle Abnehmen am Bauch viel einfacher.

Zusammenfassung: An einem Tag einen Cheatday festlegen, wo man essen darf, worauf man Lust hat und das ohne schlechtes Gewissen danach.

Tipp 9: Abends die Kohlenhydrate weglassen

Einfache Kohlenhydrate sind der Grund, weshalb wir zunehmen. Süßigkeiten, Kekse, Softdrinks, Nudeln, Reis und Brot machen uns noch dicker. Diese Art der Kohlenhydrate werden nicht umsonst „weiterverarbeitete“ oder „raffinierte“ Kohlenhydrate genannt, da sie nicht natürlich sind, wie Nüsse, Samen, Obst und Gemüse. Diese einfachen Kohlenhydrate wandeln sich im Körper schnell zu Zucker um und veranlassen, dass der Blutzuckerspiegel steigt und man Bauchfett ansammelt, das man eigentlich loswerden möchte.

Oft liest man: Obst hat doch auch Zucker!

Ja, das stimmt. Obst besteht aus einer Menge Zucker, aber es hat ebenso Ballaststoffe, die dafür sorgen, dass der Blutzuckerspiegel langsam ansteigt. Einfache Kohlenhydrate haben keine Ballaststoffe und der Blutzuckerspiegel wird nicht gestoppt. Untersuchungen zeigten, dass man durch das reine Obstessen auch abnehmen kann. Nimmt man eine Portion von 100 g täglich zu sich, verliert man in 6 Monaten 300-500 g Gewicht, und zwar egal, was man dazu isst und wie viel

Sport man macht. Gemüse zeigte noch bessere Ergebnisse, wenn es ums Abnehmen geht.

Gerade abends sollte man gänzlich auf Kohlenhydrate verzichten. Die Glucose, die der Körper aus den Kohlenhydraten nimmt, verbrennt er am Abend nicht mehr. So lagert er es als Fett an.

Nach 20 Uhr sollte man generell nichts mehr essen. Hat man tatsächlich noch Hunger, helfen gesunde Fette, Eiweiß und Gemüse weiter.

Zusammenfassung: Fett anzusetzen kann man vorbeugen, indem man abends keine Kohlenhydrate und keinen Zucker zu sich nimmt.

Tipp 10: Mehr Wasser und grünen Tee trinken

Die meisten Menschen trinken wenig. Gerade das Trinken kann ungemein beim Abnehmen helfen:

1. Es liefert ein Sättigungsgefühl und man isst demnach nicht so viel.
2. Der Stoffwechsel steigert sich und man verbrennt mehr Fett und verringert den Fettanteil.

Jeden Tag sollte man mit einem Glas Wasser beginnen, damit man dem Körper wieder etwas mehr Feuchtigkeit zuführt. Gründer Tee hat ebenfalls Vorteile, wenn es um das Abnehmen geht:

1. Der Stoffwechsel wird angekurbelt und damit eine schnellere Fettverbrennung ermöglicht.

2. Das Theanin, was im Tee enthalten ist, entspannt den Körper und unterdrückt das Hungergefühl.

Man muss jedoch einige Tassen des Tees trinken, damit diese Vorteile bei einem zutreffen können. Am besten ist es, den grünen Tee pur zu trinken.

Zusammenfassung: Mit grünem Tee steigert man den Stoffwechsel und unterstützt die Sättigung.

Tipp 11: Keine Fruchtsäfte bitte

Jeder weiß, dass Softdrinks nicht dazu beitragen Bauchfett zu verlieren, sondern eher anzusammeln. Diese enthalten viel Zucker und lassen auch den Blutzuckerspiegel in die Höhe schießen. Man sollte aber auch keine Fruchtsäfte zu sich nehmen. Leider meinen die meisten, dass diese Art von Saft gesund sein muss, weil Obst drin enthalten ist. Nein! In diesen Fruchtsäften steckt viel Zucker oder auch getarnter Zucker. Die Zusätze enden auf „ose“ oder bestehen aus den Wörtern „Melasse“ oder „Sirup“.

Was haben Fruchtsäfte und selbst gemachte Smoothies gemein? Nicht viel. Fruchtsäfte haben keine Ballaststoffe, die dafür sorgen, dass der Blutzuckerspiegel konstant bleibt.

Zusammenfassung: Fruchtsäfte sollten vermieden werden, da sie keine Ballaststoffe enthalten und aus viel Zucker bestehen.

Tipp 12: Bloß keine Frühstücksflocken

In Müsli, Cornflakes und Crüsli steckt jede Menge Zucker. Das beste Getreide für den Körper sind Haferflocken. Haferflocken haben einige Vorteile:

- Sie bestehen aus Eiweiß
- Sie halten den Blutzuckerspiegel konstant
- Sie sättigen lange
- Sie enthalten kein Gluten, wenn sie eine gute Qualität aufweisen können

Auch hier sollte man sich die Zutatenliste anschauen, um den verdeckten Zucker zu enttarnen, denn auch in Haferflocken kann Zucker enthalten sein, wenn man nicht aufpasst.

Zusammenfassung: Esse keine herkömmlichen Frühlingsflocken. Sie beinhalten viel Zucker.

GUTE VS. SCHLECHTE LEBENSMITTEL

Im Folgenden werden die Nahrungsmittel aufgelistet, die man essen und die man nicht essen sollte, um effektiv am Bauch Fett zu verbrennen:

Diese Nahrungsmittel verbrennen das Bauchfett:

Die Fette:

- Echte Butter
- Kokosöl oder Ghee
- Nüsse (Walnüsse, davon eine Handvoll)
- Samen und Kerne, wie Leinsamen
- Lachs, Hering, Sardinen, Makrele, Thunfisch
- Olivenöl, kalt gepresst
- Zartbitterschokolade

Das Eiweiß:

- Fisch
- Geflügel
- Schalentiere
- Fleisch
- Eier

Die guten Kohlenhydrate:

- Süßkartoffeln
- Obst (3 Stück am Tag)
- Gemüse (sehr viel)
- Quinoa/Amarant
- Basmatireis und Vollkornreis
- Buchweizen
- Haferflocken
- Gerste und Hirse

Diese Nahrungsmittel verbrennen kein Bauchfett

- Kekse
- Fruchtsäfte
- Fast Food
- Limonaden
- Süßes
- Desserts
- Chips
- Gebäck

- Schokolade
- Normales Müsli und Cornflakes

DER SPORT FÜR DEN BAUCH

Möchte man einen straffen Bauch haben, sollte man die Bewegung nicht außer Acht lassen. Die meisten wollen direkt mit dem Bauchmuskeltraining anfangen, aber es gibt einige Mythen um das Thema „Bauch weg“. Nach diesem Kapitel weiß man genau, was man tun muss, um einen flachen Bauch zu erhalten.

Hilft Bauchmuskeltraining wirklich, um einen flachen Bauch zu bekommen? Fakt ist, dass man sein Bauchfett reduzieren muss, um die Bauchmuskeln sehen zu können. Leider ist spot reduction aber gar nicht effektiv. Dieser Begriff bedeutet, dass man das Fett nur an bestimmten Stellen verlieren kann, indem man abgestimmte Übungen ausführt. Spürt man beim Bauchmuskeltraining dieses Brennen, heißt das nicht, dass der Körper grade dort an der Stelle Fett verbrennt. Unser Körper ist anders ausgestattet.

Untersuchungen zeigten, wie es wirklich ist:

- Bei einer Untersuchung wurden 24 Probanden beim Bauchmuskeltraining begleitet. Sie trainierten 6 Wochen lang 5 x in der Woche. Allerdings verbrannten sie kein Bauchfett.
- Eine andere Untersuchung aus dem Jahr 1983 zeigte, dass selbst bei einem 27 tägigen Sit-up Training die Teilnehmer kein Bauchfett verbrannten.

- Trainiert man 12 Wochen lang seinen Bizeps, verliert man dennoch an anderen Stellen des Körpers Fett und nicht nur an den Armen.

- Jetzt fragt man sich, wieso das nicht funktioniert? Man könnte meinen, dass die trainierten Muskeln auch die Nachbarfettzellen miteinbeziehen. So funktioniert der Körper aber nicht und deswegen muss erst Fett abgebaut werden, damit es ins Blut übergehen kann. Ist es dort angelangt, kann es auch verbrannt werden. Dieses Fett stammt aber von allen Teilen des Körpers und nicht nur von einer bestimmten Stelle. Es ist demnach nicht möglich, örtlich begrenzt Fett zu verlieren.

Das alles heißt aber nicht, dass Bauchmuskeltraining nicht effektiv sein kann. Es gibt auch einige Vorteile, die das Trainieren des Bauches mit sich bringt:

1. Durch das Training werden die Bauchmuskeln stärker und größer und die Muskeln besser sichtbar. Dafür muss dann die Fettschicht nicht mehr vorhanden sein.

2. Bauchmuskeltraining verbessert die Haltung, die Stabilität des Körpers und das Gleichgewicht beim Laufen, Stehen und Sitzen.

3. Man verbessert die Beweglichkeit des Körpers und reduziert Rückenprobleme.

Wenn man sich auf drei Bereiche konzentriert, dann bekommt man einen flachen Bauch. Diese Bereiche sind:

- Die Ernährung
- Bauchmuskeltraining
- Zusammengestellte Übungen

Der wichtigste Bereich ist die Ernährung. Sie hat den meisten Einfluss auf die Fettverbrennung und kann sogar Bauchfett gezielt verbrennen. Eine Studie an der Harvard University zeigte, dass Menschen, die Sport trieben, sich aber nicht entsprechend ernährten, auch wenig Fett verloren.

In den ersten Kapiteln wurden die 12 Tipps für eine gute Ernährung aufgelistet und erläutert. Deswegen kommen wir zum zweiten Teilbereich: Die zusammengestellten Übungen.

Statt nur das Fett mithilfe der Nahrung zu senken, kann man dies auch mit Sport tun. Die meisten fragen sich, wie sie am meisten und effektivsten Fett verbrennen können und sind verwundert, wenn Bauchmuskeltraining nicht an erster Stelle steht. Beim Bauchmuskeltraining trainiert man nur einen geringen Teil des Körpers, das ist bei zusammengestellten Übungen anders.

Man verbrennt viel mehr Fett, wenn man tanzt, als wenn man Crunches macht. Das Tanzen beansprucht den ganzen Körper, während die Crunches sich nur auf einen Teil des Bauches konzentrieren.

Zusammengestellte Übungen sind also Übungen, wo man mehrere Muskelgruppen einsetzt und auch mehr Kalorien verbrennt, als bei Bauchmuskelübungen.

Laut Harvard ist Handball der effektivste Sport, um Fett zu verbrennen. Da es sich um einen schnellen Sport handelt, wo der Körper schnelle und viele Richtungswechsel machen muss, ist dies nachvollziehbar. Es gibt aber noch viele andere Sportarten, die dabei helfen, Kalorien zu verbrennen und sehr intensiv sind, wie:

- HIIT
- Klimmzüge
- Seilspringen
- Crossfit
- Liegestütze

Das heißt nicht, dass man mit nicht so intensiven Übungen kein Fett verbrennt. Mit strammen Spaziergängen geht das ebenso. Auch Kardiotraining, wie das Joggen, hilft viszerales Fett zu verbrennen. Damit ist das Fett gemeint, was sich um die Organe legt. Dieses Fett ist gefährlich, denn es kann zu Diabetes Typ 2 führen, Krebs, einem hohen Cholesterinspiegel, sowie hohem Blutdruck und auch Herz-Kreislaufproblemen.

Allerdings verliert man durch das Joggen nicht nur Fett, sondern auch wertvolle Muskelmasse.

3 TIPPS, UM EINEN FLACHEN BAUCH ZU BEKOMMEN

Tipp 1: Stress sollte man vermeiden

Bereits unter den 12 Tipps kam das Thema „Stress" auf und wie uneffektiv es für die Fettverbrennung ist. Durch Stress produziert der Körper Cortisol, was für die Fetteinlagerung verantwortlich ist. Untersuchungen bestätigen, dass ein hoher Cortisolspiegel das Fett am Bauch zunehmen lässt. Der Blutzuckerspiegel erhöht sich und auch der Stoffwechsel wird langsamer.

Tipps, wie Meditieren, Yogaübungen, lange Pausen auf der Arbeit, Pflanzen oder gute Filme, können den Stresspegel senken.

Tipp 2: Die richtige Ausführung ist wichtig

Hat man Rückenprobleme oder einen schwachen Rücken, sollte man nichts im Sport erzwingen. Bekommt man beim Ausführen der Übungen Schmerzen im Rücken, heißt das, dass die Übung nicht richtig ausgeführt wird. Dann sollte man stoppen und nachschauen, was man falsch macht.

Es ist normal, dass man als Anfänger die ersten Tage mit Muskelkater zu kämpfen hat. Es sollte aber nicht wehtun. Ist dies aber der Fall, bedeutet das, dass die Muskeln überbelastet sind. Demnach sollte die Belastung langsam gesteigert werden. Nach 3-4 Tagen verschwindet der Muskelkater, da der Körper die Zeit braucht, um sich an die Übungen zu gewöhnen und die Muskeln an diese anzupassen.

Die Atmung ist ebenfalls sehr wichtig. Nicht nur bei der Ausführung der Übungen, sondern auch allgemein. Strengt man sich an, atmet man automatisch ein. Entspannt man sich, wird ausgeatmet. Es ist nicht ratsam, den Atem anzuhalten.

Tipp 3: Sport sollte Spaß machen

Es ist egal, welcher Grund einen antreibt, Bauchmuskeltraining zu machen oder generell Sport zu treiben. Es ist wichtig, dass man dabei Spaß hat. Bereitet der Sport nämlich Freude, ist man motivierter und bleibt eher dran, weil es zu keinem „Muss“ wird.

Beim Sport sollte man sich eine angenehme Umgebung schaffen, einen entspannten Ort wählen und gute Musik dabeihaben. Man kann sich immer mit etwas belohnen, wenn man sein Ziel erreicht hat. Dies können Kleinigkeiten sein, wie sich ein neues Outfit zulegen. Wenn diese Kleinigkeiten hilfreich sind, dass der Sport sich lohnt, ist es eine gute Sache.

DIE MEIST GESTELLTEN FRAGEN ZUM THEMA BAUCHMUSKELN

Frage 1: Wie lange muss ein Training gehen, damit man Resultate sieht?

Es ist nicht möglich, Fragen wie: „Ich wiege XY und bin XY groß. Wie lange muss ich trainieren, damit mein Bauch flach wird?“, zu beantworten. Es gibt nämlich viele Faktoren, die die Antwort beeinflussen. Ist man sehr diszipliniert und trainiert viel mit zusammengestellten Übungen, ist aber jeden Tag Schokolade, wird der Bauch nicht flacher werden. Die Bauchmuskeln werden stärker und größer, aber das Fett am Bauch bleibt.

Frage 2: Wie oft muss man in der Woche trainieren?

Es ist möglich, jeden Tag zu trainieren, aber auch das hat seine Nachteile. Es ist zudem sehr zeitaufwendig, da man nebenbei noch arbeiten geht und Zeit für seine Freunde haben möchte. Ruhe ist ebenso wichtig für den Bauch, weil die Muskeln in dieser Zeit regenerieren können. Am besten ist es, 3 x in der Woche zu trainieren, sich feste Tage zu nehmen, um die Regelmäßigkeit beizubehalten und einen Tag Pause zwischen den Trainingstagen zu haben.

Frage 3: Ist das „Brennen“ gut oder schlecht?

Das ist wieder eine Theorie, die keine wirkliche Basis hat. Das Brennen bedeutet, dass sich Milchsäure in den Muskeln bildet, die entstehen, wenn die Muskeln ihre Energie verbrennen. Durch die Milchsäure produziert der Körper das Wachstumshormon. Hat man zu viel davon, hören die Muskeln auf zu wachsen, und bauen im schlimmsten Fall ihr Gewebe mit ab. Es ist gut, wenn es ein wenig brennt. Zuviel ist auch nicht gut.

Frage 4: Müssen auch die schrägen Bauchmuskeln trainiert werden?

Das kann man machen, aber durch die zusammengestellten Übungen passiert dies sowieso. Man sollte sich am besten auf die mittleren Bauchmuskeln konzentrieren, also die geraden Bauchmuskeln.

12 ULTIMATIVE TIPPS, UM BAUCHFETT ZU VERLIEREN

Dieses Buch hat einige Tipps zu bieten, wenn es darum geht, den Speck um den Bauch herum loszuwerden. Diese 12 jedoch sind die ultimativen Tipps, die jedes Fettpölsterchen im Nu wegschmelzen lassen. Denn genauso schnell wie es entstanden ist, kann man es auch wieder loswerden.

Tipp 1: Länger schlafen lässt das Fett schmelzen

Gerade im Schlaf verbrennt der Körper viel Fett. Man kann es demnach so sehen, dass diejenigen, die viel schlafen, auch mehr verbrennen. Dabei sollten es schon 7-9 Stunden sein, um Erfolge zu sehen.

Tipp 2: Eine große Pause machen, zwischen der Abendmahlzeit und dem Zubettgehen

Es ist wichtig, dass man die letzte Mahlzeit nicht kurz vor dem Zubettgehen einnimmt. Ist man nach dem Abendessen nämlich noch einige Stunden wach, greift der Körper im Schlaf auf mehr Fettreserven zurück. Wacht man mit einem knurrenden Magen am nächsten Tag auf, ist der Abstand groß genug gewesen.

Tipp 3: Viel trinken!

Dieser Tipp kommt nicht umsonst oft in diesem Ratgeber vor, denn er ist das A und O für die Fettverbrennung! 2-3 Liter am Tag sollte man schon trinken, damit der Stoffwechsel angekurbelt wird. Dieser Motor ist unumgänglich, wenn es um das Abnehmen am Bauch geht.

Tipp 4: Vitamin C ist das wahre Wundermittel

Es gilt als absoluter Fettkiller, denn es regt nicht nur den Stoffwechsel an, sondern ist mitunter der Grund dafür, dass das Blut Eisen aufnehmen kann. Damit der Körper genügend Sauerstoff zur Verfügung hat, um Fett abbauen zu können, sollte demnach genug Eisen im Blut enthalten sein, was den Transport von Sauerstoff bedingt.

An der Universität in Arizona ergab eine Studie, dass das Vitamin die Verbrennung um 33 % steigern kann. Der Körper benötigt für die Fettverbrennung das Hormon HGH, was wiederum nur ausreichend gebildet wird, wenn Vitamin C vorhanden ist.

ipp 5: Spurenelemente und Mineralien lassen das Fett schmelzen

Vitalstoffe wie Chrom, Kalzium und Magnesium regen ebenfalls den Stoffwechsel an und unterstützen somit den Abbau von Fettgewebe. Durch eine gesunde und ausgewogene Ernährungsweise kann man sich diese Vitalstoffe aneignen. Tomaten enthalten viel Chrom, weswegen sie auch für den Abbau von Zucker geeignet sind.

Tipp 6: Protokolle können beim Abnehmen sehr hilfreich sein

Wem das zu aufwendig erscheinen mag, eine Art Esstagebuch zu führen, sollte sich das jetzt noch einmal überlegen, denn der Aufwand lohnt sich. Indem man sein Essverhalten und Trinkverhalten überprüft, kann man viele unnötige Kalorien vermeiden. Man hat einen Überblick über das, was man bereits gegessen hat, und sollte dies täglich anwenden. Der Kopf kann einen schon stoppen.

Tipp 7: Regelmäßige Mahlzeiten einzunehmen verhindert Heißhungerattacken

Versucht man darauf zu achten, regelmäßig zu essen, fallen die Blutzuckerschwankungen weg und auch die Heißhungerattacken, die für das Bauchfett meist verantwortlich sind, bleiben aus.

Tipp 8: Das Frühstück ist wichtig

Startet man den Tag mit einem ausreichenden und gesunden Frühstück, tut man viel für die eigene Fettverbrennung. Man sollte jedoch darauf achten, sättigende Lebensmittel wie Obst, Quark oder ein Müsli aus Vollkorn zu sich zu nehmen. Niemals sollte man hungrig das Haus verlassen, da es dann eher dazu führt, sich beim Bäcker ein fettiges Teilchen zu gönnen.

Tipp 9: Es muss nie viel Sport sein – eine Viertelstunde am Tag reicht vollkommen aus

Menschen, die sich selbst als Sportmuffel bezeichnen und „Sport ist Mord“ zu ihrem Leitspruch gehört, sollten wissen, dass 15 Minuten am Tag vollkommen ausreichen, damit man Bauchfett verliert. Eine Anmeldung in einem Fitnessstudio oder abendliches Joggen ist nicht von Nöten. Stattdessen nimmt man statt des Fahrstuhls lieber die Treppe und nimmt den Haushalt als tägliches Work-out: Staub saugen, die Fenster putzen, Staub wischen, den Rasen mähen oder mal den Boden wischen. Das sind die wahren Fettkiller!

Tipp 10: Mit dem Fahrrad statt dem Auto zur Arbeit

Fahrradfahren gehört neben Joggen und Schwimmen zu den Sportarten, die den Stoffwechsel erhöhen. Gleichzeitig spart man Geld am Benzinverbrauch.

Tipp 11: Stress reduzieren und somit auch das Bauchfett

Stress ist wahrlich der Hauptgrund für zu viel Fett am Bauch. Diesen zu mäßigen sorgt dafür, dass sich auch das Fett verabschiedet. Es ist wichtig, die größten Stressfaktoren zu eliminieren, denn ist der Körper gestresst, möchte er nichts anders als Zucker und andere Kalorien, auch wenn der Fettspeicher bereits voll ist.

Tipp 12: Hungergefühle nicht entstehen lassen

Hungert man, wird der Bauch flacher, ja, aber nur für eine kurze Zeit. Der Körper denkt, dass er bunkern muss, damit er in Hungersnöten genug hat. Nach dem Hungern dann wieder normal zu essen, kann ausreichen, um noch mehr am Bauch zuzunehmen.

Behält man diese 12 Tipps im Auge und hält sich auch daran, wird man in kürzester Zeit Bauchfett verlieren.

MIT DEM 4 WOCHEN PLAN ZU EINEM FLACHEN BAUCH

Wer kennt es nicht: Man möchte für den Sommer top aussehen und noch ein paar Kilos verlieren und am besten so schnell wie möglich. Zu hungern würde da keinen Erfolg bringen, denn der Jo-Jo-Effekt ist damit nur vorprogrammiert und gleichzeitig schadet man sich damit nur. Der 4 Wochen Plan ist bestens darauf ausgerichtet, in kurzer Zeit effektiv und gesund Fett am Bauch zu verlieren.

Die erste Woche: Die Basis für das Abnehmen festlegen

Stress vermeiden und sich entspannen

In der ersten Woche ist es wichtig, dass man Stresssituationen so gut es geht vermeidet, da sich diese kontraproduktiv auf die Fettverbrennung auswirken. Stress lässt das Hormon Cortisol entstehen, dass Entzündungen verursachen und auch die Verbrennung im Körper stoppen kann. Steht man unter Stress, ist es kein Geheimnis, dass man noch mehr Nahrung zu sich nimmt, weil man meint, es brauchen zu müssen.

Schlaf ist sehr wichtig

Ebenso haben Studien herausgefunden, dass wenig Schlaf für das Bauchfett verantwortlich ist und es auch noch mehr werden lässt. 8 Stunden sollte man schlafen, damit der Bauchumfang abnimmt.

Frische Luft tut dem Bauch gut

Hat man zu wenig Vitamin D, nimmt man automatisch am Bauch zu. Dies haben Wissenschaftler herausgefunden. Demnach sollte man kleine Spaziergänge in seinen Alltag einbauen. Natürlich gibt es auch die Möglichkeit Vitamin D in Kapselform oder durch Nahrungsergänzungsmittel einzunehmen. Dies sollte man dann aber mit dem Arzt abklären.

Die zweite Woche: Ernährung umstellen

Man sollte das essen, was den flachen Bauch fördert

Eine ausgewogene und abwechslungsreiche Ernährung ist entscheidend, damit der Bauch wieder flacher wird. Gemüse, unverarbeitete Kohlenhydrate, sowie Proteine gehören in einen Ernährungsplan. Gemüse wie Grünkohl, Spinat oder Brokkoli bringen gute Nährstoffe mit sich und Fleisch wie Hühnchen enthält wichtige Proteine. Vegetarier sollten Tofu, Mandeln oder Walnüsse essen, sowie Kartoffeln, Reis oder Quinoa. Diese liefern dem Körper ausreichend Kohlenhydrate.

Was fördert Bauchfett, anstatt es zu reduzieren?

Auf Fertigessen sollte man in der zweiten Woche so gut es geht verzichten. Der Körper hat danach genauso viel Hunger wie davor, weil es aus Geschmacksverstärkern und Zucker besteht, die den Körper nicht sättigen. Alkohol setzt ebenfalls auf Bauchfett, genauso wie fettige Saucen.

Die dritte Woche: Der richtige Sport

Training, das die Muskeln beanspruch, sowie Kardiosport in Kombination sind wichtig, um Bauchfett zu verlieren. Dafür eignen sich Pilates, Yoga mit Rudern und Joggen. Das Kardiotraining sorgt dafür, dass Fett verbrannt wird und Muskeltraining ist dafür da, dass die Muskeln schön straff werden. Allerdings ist zu viel Sport auch nicht gut für einen, weil man dadurch noch mehr gestresst sein kann. Für den Anfang reichen somit 30 Minuten 3 x in der Woche. Wöchentlich kann sich die Dauer und Intensität des Work-outs steigern.

Die vierte Woche: Der Feinschliff

Sollte sich nach drei Wochen am Bauch noch nichts getan haben, liegt es vermutlich an der Darmflora. Die Universität in Washington hat nämlich herausgefunden, dass Menschen, die unter Übergewicht leiden, mehr Milchsäurebakterien haben, die sich in der Darmflora befinden. Am besten ist es dann sich von einem Arzt daraufhin untersuchen zu lassen.

12 GRÜNDE, WIESO DAS BAUCHFETT HARTNÄCKIG BLEIBT

Hier folgen nun 12 Gründe, wieso es mit dem flachen Bauch nicht so klappt, wie man sich das vorstellt. Werden diese Punkte vermieden, kann es nur besser werden.

Punkt 1: Das falsche Work-out

Kardiotraining allein reicht nicht, damit man Fett am Bauch verliert. Am effektivsten ist die Kombination aus Ausdauersport und Krafttraining. Muskeln baut man durch Übungen im Kraftbereich auf, die zusätzlich Fett verbrennen, und Ausdauersport ist für die Kalorien verantwortlich, die runter müssen. Die Ernährungsberaterin Kate Patton rät ein 250-minütiges Training mit einer mittleren Intensität oder 125 Minuten mit hoher Intensität in der Woche. Damit kann nichts mehr schief gehen.

Punkt 2: Man wird einfach älter

Männer und Frauen erleben im Alter, dass der Stoffwechsel nicht mehr so arbeitet, wie er es in jungen Jahren tat. So verbrennt der Körper auch weniger Kalorien. Besonders bei Frauen kommt zwischen 45 und 55 die Menopause hinzu und leider nehmen sie in oder nach der Pause mehr am Bauch zu als woanders am Körper.

Punkt 3: Man isst mehr verarbeitete Lebensmittel

Patton verdeutlicht, dass bei vermehrtem Verzehr von verarbeiteten Lebensmitteln wie Cracker, Softdrinks, Süßigkeiten, Chips oder Weißbrot auch der Entzündungswert im Körper steigt und somit Bauchfett schwerer loszuwerden ist. Früchte, Vollkornprodukte und Gemüse hemmen Entzündungen und lassen

Bauchfett nicht zu.

Punkt 4: Der Sport fordert einen nicht ausreichend

Das Training muss gesteigert werden, sonst ist es nicht möglich, Fett am Bauch zu verlieren. Gerade die, die ein hochintensives Training machen, verlieren wesentlich mehr an Bauchfett. Dies bestätigte sogar eine Studie. Natalie Jill, eine Trainerin aus San Diego rät dazu, intensives Training zu machen, da man so am besten Fett verbrennen kann. Natürlich gibt es auch die Möglichkeit, ohne Sport den Bauch loszuwerden, doch es dauert länger und ist anstrengender.

Punkt 5: Es sind die falschen Fette

Man muss sich nicht fettarm ernähren, um Fett zu verlieren. Es gibt welche, die für den Körper sehr wichtig sind. Studien fanden heraus, dass tierische Fette, die mehr gesättigte Fettsäuren enthalten, dazu führen, dass Bauchfett entsteht. Ungesättigte Fettsäuren wie Leinöl, Rapsöl, Walnussöl mit Omega-3-Fettsäuren und Olivenöl, Maiskeimöl und Kernöl mit Omega-9-Fettsäuren dagegen besser sind. Sie erhöhen den Energieverbrauch im Körper und halten auch das Herz gesund.

Punkt 6: Es liegt am Stress

Stress kann viele Ursachen haben wie Kinder, die Arbeit, der Haushalt und sogar die eigene Beziehung. Sollte dieser jedoch ein hohes Maß annehmen, dann nimmt man eher zu, als das man abnimmt. Stress führt nämlich dazu, dass man viel mehr fettige und zuckerhaltige Lebensmittel isst und das Hormon Cortisol produziert, was die Fettzellen nährt.

Punkt 7: Zu wenig Schlaf in der Nacht

Die meisten Menschen leiden unter Schlafmangel und dadurch entstehen die Hormone Leptin und Grehlin was für ein höheres Hungergefühl sorgt. Hier bedingen sich Stress und Schlafprobleme, weil diese daraus resultieren. Wer viele Stresssituationen im Alltag hat, sollte darauf achten genügend Schlaf zu bekommen.

Punkt 8: Der Körperbau gleicht einem Apfel

Ein apfelförmiger Bau sieht wie folgt aus: Am Bauch hat man zu viel, dafür sind Beine und Hüfte normal. Selbst das kann der Grund dafür sein, dass man schwerer am Bauch abnimmt. Dennoch können gezielte Bauchübungen dabei helfen, diesen zu formen.

Punkt 9: Die Motivation fehlt

Die meisten wollen abnehmen, um gut auszusehen. Das ist meist jedoch zu wenig, um erfolgreich dranzubleiben. Man sollte sich deshalb die Zeit nehmen, die wahren Gründe für das Abnehmen aufzuschreiben. Sieht man sich diese Liste in einem unmotivierten Moment an, kann die Motivation wiederkommen!

Punkt 10: Es könnte an einer Krankheit liegen

Es könnte auch an einer Stoffwechselerkrankung liegen,

dass sich das Bauchfett schwerer reduzieren lässt. Auch eine Schilddrüsenunterfunktion oder ein Cortisol Ungleichgewicht können der Grund sein. Ebenso Medikamente, die Nebenwirkungen aufweisen wo das Bauchfett erhalten bleibt, sind mögliche Ursachen. Neuroleptika, Verhütungsmittel, Insulin oder Antidepressiva sollten genauer anhand ihrer Nebenwirkungen unter die Lupe genommen werden.

Punkt 11: Apfelessig sollte in Betracht gezogen werden

Apfelessig ist essenziell, wenn man am Bauch Fett verlieren möchte. Besonders für Magen und Darm ist es das Wundermittel. Apfelessig unterstützt die guten Bakterien im Darm und sorgt somit für eine gesunde Verdauung. Einen bis zwei Esslöffel am Tag sollte man mit Wasser trinken. Man kann den bitteren Geschmack auch mit Zimt, was ebenfalls als Fettkiller gilt, neutralisieren.

Punkt 12: Auf thermogene Gewürze setzen

Diese Art von Gewürzen sind gut für den Stoffwechsel geeignet und demnach auch fürs Abnehmen. Dazu zählen Kümmel, Kurkuma, Cayennepfeffer sowie Ingwer und Zimt. Diese erhöhen die Temperatur im Körper und damit werden auch Kalorien sowie Energie verbrannt. Sie tragen 10 % zum Kalorienverbrauch bei.

LOW CARB REZEPTE FÜR DAS FRÜHSTÜCK

FRUCHTIGES PORRIDGE

Zutaten:

- ✓ 400 ml Wasser
- ✓ 50 ml Sahne
- ✓ 75 g Kokosmehl
- ✓ ½ Vanilleschote
- ✓ 25 g Kokosraspel
- ✓ 1 Ei
- ✓ Honig oder Agavendicksaft nach Geschmack

Zubereitung:

Man gibt Kokosraspeln, Mark der Vanilleschote und das Kokosmehl in einen Topf und rührt das Wasser und die Sahne unter. Das Ganze lässt man 3 Minuten bei mittlerer Hitze kochen. Anschließend nimmt man den Topf vom Herd und schlägt das Ei auf. Dieses mit dem Schneebesen unterrühren, kurz erhitzen und mit Honig oder Agavendicksaft abschmecken.

FRÜHSTÜCKSOMELETT

Zutaten:

- ✓ 2 rote Zwiebeln
- ✓ ½ Bund Lauchzwiebeln
- ✓ 1 (200 g) Rolle Ziegenweichkäse oder Camembert
- ✓ 8 Eier (Gr. M)
- ✓ 5 EL Schlagsahne oder Milch
- ✓ Salz
- ✓ Pfeffer
- ✓ 50 g Walnusskerne
- ✓ 3 TL Öl
- ✓ 4-6 TL Ahornsirup oder Tannenhonig

Zubereitung:

Zuerst die Zwiebeln schälen und in Ringe schneiden. Anschließend die Lauchzwiebeln putzen, waschen und ebenfalls in Ringe schneiden. Danach Ziegenkäse in 8 Scheiben schneiden, Eier und die Sahne verquirlen und mit Salz und Pfeffer würzen. Die Walnüsse in eine Pfanne geben und ohne Fett rösten. Daraufhin 1 TL Öl erhitzen, die Lauchzwiebeln und Zwiebeln anbraten und herausnehmen. ½ TL Öl in der Pfanne erhitzen und ¼ der

Eiersahne bedeckt 5 Minuten stocken lassen und herausnehmen. ¼ der Zwiebelmischung und 2 Scheiben des Ziegenkäses auf einer Hälfte des Omeletts verteilen, überklappen und warm stellen. Aus dem Rest der Zutaten 3 weitere Omeletts backen und mit Sirup und den Walnüssen anrichten.

GESUNDE AVOCADO EIER

Zutaten:

- ✓ 2 reife Avocados (z. B. Sorte Fuerte)
- ✓ 2 TL Zitronensaft
- ✓ Salz, Pfeffer, Zucker
- ✓ 4 Eier (Gr. M)
- ✓ 1 rote Zwiebel
- ✓ 200 g Tomaten
- ✓ 2 EL Weißweinessig
- ✓ einige Spritzer Tabasco
- ✓ 1 EL Olivenöl
- ✓ 6 Scheiben Bacon
- ✓ Backpapier

Zubereitung:

Den Ofen auf 175 Grad vorheizen und das Blech mit Papier auslegen. Die Avocados halbieren, entkernen und danach die Schnittflächen mit Zitronensaft bepinseln. Anschließend von der Unterseite der Avocado ein Stück der Schale abschneiden, sodass sie auf dem Blech stehen können. Diese dann aufs Blech setzen und die Flächen mit Salz und Pfeffer würzen. Eier einzeln aufschlagen und in jede Mulde der Avocado ein Ei legen. Das Ganze 20 Minuten backen. Währenddessen für die Salsa Zwiebeln schälen und in Würfel schneiden. Die Tomaten waschen und ebenfalls in Würfel schneiden. Beides miteinander vermischen und mit Salz, Pfeffer, Essig, Tabasco und ein wenig Zucker würzen. Das Öl unterrühren. Zunächst wird der Bacon in Streifen geschnitten und in einer Pfanne gebraten. Diese dann abtropfen lassen und die Avocados aus dem Ofen nehmen. Die Eier mit Salz und Pfeffer würzen, mit Bacon belegen und die Salsa dazugeben.

LECKERES EIWEISS BRÖTCHEN MIT QUARK

Zutaten:

- ✓ 500 g Speisequark (20 % Fett)
- ✓ 2 Eier (Gr. M)
- ✓ 6 EL Chiasamen
- ✓ 6 EL Leinsamen

- ✓ Salz und Pfeffer
- ✓ 2-3 Lauchzwiebeln
- ✓ 1 Bund Schnittlauch
- ✓ 1 Bund Petersilie
- ✓ 150 g Crème fraîche
- ✓ 3 TL Kürbiskerne
- ✓ 2 TL Sonnenblumenkerne

Zubereitung:

Zuerst 250 g Quark, Leinsamen, Eier, ½ TL Salz und ½ TL Pfeffer mit den Chiasamen in einer Schüssel verrühren. Für 20 Minuten ruhen lassen und nun die Lauchzwiebeln putzen und anschließend in Ringe schneiden. Den Schnittlauch waschen und in Röllchen schneiden, sowie die Petersilie zerhacken. Danach 250 g Quark, Salz und Pfeffer, Petersilie, Schnittlauch und Crème fraîche miteinander vermischen. Die Kürbiskerne zerhacken und mit den Sonnenblumenkernen vermischen. Kräuter und die Lauchzwiebeln kommen unter die Brötchenmasse. Mit einem Esslöffel 10 Häufchen davon auf das Blech legen. Zum Schluss mit den Kernen bestreuen. Das Ganze bei 200 Grad 25 Minuten backen und die Brötchen mit Quark anrichten.

FLAKES MIT MANDELN UND FEIGEN

Zutaten:

- ✓ 1 Pfirsich
- ✓ 50 g Himbeeren
- ✓ 1 Feige/n
- ✓ 30 g Mandeln
- ✓ 65 g Socas Protein Fine Flakes (Sojaflocken entölt)
- ✓ 250 g Sojajoghurt

Zubereitung:

Zuerst die Soja Flakes in eine Schüssel geben und Feigen, Himbeeren und Pfirsiche zubereiten. Die Pfirsiche in Hälften schneiden und entkernen, anschließend in Scheiben schneiden, sowie die Feigen. Diese Scheiben mit den Himbeeren auf die Flakes geben und Mandeln hinzufügen. Mitsamt dem Sojajoghurt verrühren.

LOW CARB REZEPTE FÜR DAS MITTAGESSEN

DUFTENDE FENCHELPFANNE MIT GARNELEN

Zutaten:

- ✓ 2 Fenchelknollen
- ✓ 4 Möhren
- ✓ 3 EL Öl
- ✓ Salz
- ✓ 4 Stiele Petersilie
- ✓ 1 Knoblauchzehe
- ✓ ½ Zitrone
- ✓ 160 g Garnelen
- ✓ Pfeffer
- ✓ 2 Esslöffel Crème légère

Zubereitung:

Zuerst den Fenchel putzen, teilen, den Strunk entfernen und das Gemüse klein schneiden. Anschließend die

Möhren schälen und in Ringe schneiden. 2 EL Öl in einer Pfanne erhitzen und das Gemüse anbraten. Mit Salz würzen und danach mit 100 ml Wasser löschen. Das Ganze 12 Minuten kochen lassen. Die Petersilie abbrausen, trocknen und die Blätter zerhacken. Als Nächstes den Knoblauch schälen und in Würfel schneiden, sowie die Zitrone in Spalten. Das Gemüse in eine Schüssel geben und warm halten und 1 EL Öl in der Pfanne erhitzt und den Knoblauch mit den Garnelen für eine Minute braten. Mit Salz und Pfeffer würzen. Zum Schluss auf einem Teller anrichten und mit den Zitronenspalten und dem Crème légère servieren.

SAFTIGES STEAK AUF GEMÜSESALAT

Zutaten:

- ✓ 2 Rumpsteaks
- ✓ 1 Brokkoli
- ✓ 200 g grüne Bohnen
- ✓ 1 rote Zwiebel
- ✓ 5 Stiele Kerbel
- ✓ 60 g getrocknete Tomaten
- ✓ 3 EL Weißweinessig
- ✓ Salz und Pfeffer

- ✓ 1 Prise Zucker
- ✓ 7 EL Öl
- ✓ 2 Zweige Rosmarin

Zubereitung:

Die Rumpsteaks säubern und trocknen. Anschließend den Brokkoli putzen und die Röschen davon teilen. Den Stiel ebenso schälen und in Würfel schneiden. Danach die Bohnen putzen und diese für 2 Minuten kochen, den Brokkoli danach 6 Minuten. In der Zwischenzeit die Zwiebel schälen und in Streifen schneiden. Dann die Blätter vom Kerbel abzupfen und zerhacken. Die Tomaten werden auch in Streifen geschnitten. In einer großen Schüssel Salz und Pfeffer, Zucker und Weißweinessig mit 4 EL ÖL vermischen und das Gemüse zugeben, was gerade geschnitten wurde. Das fertige Gemüse nach dem Abtropfen ebenfalls hinzugeben. Den Ofen auf 180 Grad vorheizen und das Öl in der Pfanne erhitzen. Die Steaks anschließend mit den Rosmarinzweigen 30 Sekunden anbraten und mit Salz und Pfeffer in Alufolie wickeln. Im Ofen für 10 Minuten ziehen lassen und danach noch 3 Minuten in der Folie verweilen lassen. Den Salat auf den Tellern anrichten und die Steaks darüberlegen.

LECKERER FISCH IN SENFPANADE

Zutaten:

- ✓ 150 g Babysalat
- ✓ 2 EL mittelscharfer Senf
- ✓ 1 TL Zitronensaft
- ✓ 2 EL heller Balsamico-Essig
- ✓ 4 EL Rapsöl
- ✓ 750 g Fischfilet
- ✓ 2 Eier
- ✓ 5 EL Mehl
- ✓ 100 g Semmelbrösel

Zubereitung:

Zuerst den Salat abbrausen und abtropfen. 1 EL Senf, Zitronensaft und Essig mit 2 EL Öl vermischen und mit Salz und Pfeffer würzen. Den Salat anschließend mit Dressing vermischen. Als Nächstes den Fisch abbrausen, trocken und in vier große Stücke schneiden. Diesen mit Salz und Pfeffer würzen und danach die Eier in einen tiefen Teller legen. Diese werden mit 1 EL Senf vermischt und das Fischfilet in der Ei-Senf Panade, den Semmelbröseln und dem Mehl gewendet. Das Öl in einer Pfanne erhitzen und den Fisch für 4 Minuten anbraten.

GEGRILLTE KALBSLEBER

Zutaten:

- ✓ 500 g Kalbsleber, ohne Haut
- ✓ 1 Prise Chili (Cayennepfeffer)
- ✓ 1 Prise Fünf-Gewürze-Pulver
- ✓ 1 Prise Meersalz
- ✓ 1 Prise Pfeffer schwarz
- ✓ 2 EL Olivenöl
- ✓ 1 EL Sojasoße
- ✓ 20 g Mangold roh
- ✓ 150 g Gurke
- ✓ 100 g Radieschen roh
- ✓ 100 g Cherrytomaten

Zubereitung:

Als Erstes die Kalbsleber waschen und auf Spieße stecken. Das Olivenöl mit Chili, Salz und Pfeffer, Sojasoße sowie dem Fünf-Gewürze-Pulver vermischen und das Fleisch damit anschließend marinieren. Die Spieße in die Pfanne geben und grillen.

Nun das Gemüse zubereiten und die Radieschen und die Gurke in Scheiben schneiden und die Tomaten in

Hälften. Anschließend diese drei mitsamt dem Mangold auf zwei Tellern anrichten und mit Salz und Pfeffer würzen. Hinzu kommen die Kalbspieße.

EI-MUFFINS GEFÜLLT MIT SCHINKEN UND GEMÜSE

Zutaten:

- ✓ 6 Eier Größe M
- ✓ 2 EL Schlagsahne 30 %
- ✓ 1 Prise Meersalz
- ✓ 1 Prise Pfeffer schwarz
- ✓ 1 Frühlingszwiebel/n
- ✓ 80 g Paprika frisch rot
- ✓ 70 g Parmaschinken
- ✓ 2 Stängel Petersilie
- ✓ 1 EL Olivenöl
- ✓ 70 g Parmesan

Zubereitung:

Zuerst die Eier mit der Schlagsahne in einer Schüssel miteinander verquirlen und mit Salz und Pfeffer würzen.

Nun die Frühlingszwiebeln in Ringe schneiden, sowie die Paprika in kleinere Stücke und den Schinken in Würfel. Anschließend die Petersilie waschen und zerhacken und den Parmesan reiben. Die Förmchen mit Öl bepinseln und die Ei Mischung auf die Förmchen verteilen. Die Zutaten kommen ebenso hinein und das Ganze mit Parmesan bestreuen. Die Förmchen kommen bei 175 Grad für 20 Minuten in den Ofen. Zum Schluss die Muffins aus der Form heben und mit Salz und Pfeffer bestreuen.

LOW CARB REZEPTE FÜR DAS ABENDESSEN

LECKERES DEFTIGES RÜHREI

Zutaten:

- ✓ 1 rote Paprikaschote
- ✓ 2 Lauchzwiebeln
- ✓ 150 g Chorizo-Wurst
- ✓ 1 EL Olivenöl
- ✓ 6 Eier
- ✓ 4 EL Milch

- ✓ Salz und Pfeffer

Zubereitung:

Als Erstes die Paprika säubern, entkernen und in Würfel schneiden. Den Lauch waschen und in Ringe schneiden und anschließend die Wurst halbieren und in Scheiben schneiden. Das Öl in der Pfanne erhitzen und die Wurst für 5 Minuten braten. Nach 3 Minuten die Lauchringe und die Paprika dazugeben. Danach die Eier in einer Schüssel mit Milch verquirlen und mit Salz und Pfeffer würzen. Diese kommen in die Pfanne und das Ganze stocken lassen.

EIN BUNTER SALAT AUS WIRSING

Zutaten:

- ✓ 200 g rote Linsen
- ✓ ½ Wirsingkohl
- ✓ 1 Orange
- ✓ ½ Zitrone
- ✓ 4 EL Apfelessig
- ✓ Zucker
- ✓ Salz und Pfeffer

- ✓ 1 EL Oregano
- ✓ 4 EL Olivenöl
- ✓ ½ Granatapfel
- ✓ 5 Stiele Dill
- ✓ 1 Avocado

Zubereitung:

Zuerst die Linsen in 600 ml Wasser aufkochen und für 8 Minuten garen lassen. Den Wirsing säubern, den Strunk entfernen und die Blätter in kleine Stücke schneiden. Danach diese in eine Schüssel geben. Anschließend die Zitrusfrüchte waschen, die Schale abreiben und den Saft auspressen. Daraufhin den Essig mit dem Saft der Zitrone, Oregano, Salz und Pfeffer und 1 EL Zucker vermischen. Das Öl einschlagen und das Dressing mit der Schale der Zitrone über den Wirsing geben und alles gut kneten. Das Ganze für 15 Minuten ziehen lassen.

Anschließend die Linsen in ein Sieb schütten, damit sie abtropfen können und den Granatapfel aufschneiden und entkernen. Den Dill abbrausen und trocknen lassen, die Fahnen von den Stielen zupfen und kleiner schneiden. Zunächst die Avocado aufschneiden, entkernen und das Fruchtfleisch lösen. Dieses dann in Würfel schneiden. Zum Schluss die Linsen, die Avocado, den Dill und die Granatapfelkerne zum Wirsing hinzugeben und mischen.

LECKERER HERZHAFTER KÄSESALAT

Zutaten:

- ✓ 6 EL Weißweinessig
- ✓ Salz und Pfeffer
- ✓ 1 TL mittelscharfer Senf
- ✓ 1 EL flüssiger Honig
- ✓ 4 EL Öl
- ✓ 2 rote Zwiebeln
- ✓ 1 Eichblattsalat
- ✓ 400 g Bergbauernkäse
- ✓ 200 g Gewürzgurken
- ✓ 1 Bund Petersilie

Zubereitung:

Als Erstes das Dressing zubereiten. Dafür dann Salz und Pfeffer, Honig, Senf und Essig verrühren und das Öl zuletzt einschlagen. Anschließend die Zwiebeln schälen und in Streifen schneiden. Diese kommen zum Dressing hinzu. Danach wird der Salat gewaschen, getrocknet und klein geschnitten, sowie der Käse. Die Gewürzgurken in Scheiben schneiden, die Petersilie abbrausen, trocknen und zerhacken. Zusammen in eine Schüssel geben und mit dem Dressing vermischen.

EINFACHER BOHNENTELLER MIT SPIEGELEI

Zutaten:

- ✓ 1 Zwiebel
- ✓ 2 Knoblauchzehen
- ✓ 3 EL Öl
- ✓ 1 EL Tomatenmark
- ✓ 1 Dose stückige Tomaten
- ✓ 1 Dose Texas Mix
- ✓ Salz
- ✓ Chilipulver
- ✓ 4 Stiele Petersilie
- ✓ 4 Eier
- ✓ 80 g geriebener Gouda

Zubereitung:

Als Erstes die Zwiebel und den Knoblauch schälen und in Würfel schneiden. 2 EL Öl in einer Pfanne erhitzen und beides andünsten. Das Tomatenmark einrühren, braten und mit 200 ml Wasser ablöschen. Die Tomaten kommen hinzu. Anschließend den Texas Mix in ein Sieb schütten und in die Pfanne geben. Mit Salz und Chili würzen und 5 Minuten kochen lassen. Währenddessen die Petersilie abbrausen, trocknen und zerhacken. Zum Schluss 1 EL Öl in einer anderen Pfanne erhitzen, die Eier zu Spiegeleiern braten und mit Salz und Pfeffer würzen. Den Käse drüberstreuen und auf den Eiern schmelzen lassen. Alles auf einen Teller anrichten und die Eier mit Petersilie bestreuen.

MÖHRENSALAT

Zutaten:

- ✓ 1 Karotte (Möhre), roh
- ✓ 50 g Apfel
- ✓ 10 g Rosinen
- ✓ 10 g Joghurt, Natur 1,8 %
- ✓ 1 TL Zitronensaft frisch gepresst

Zubereitung:

Als Erstes die Möhre schälen und raspeln. Danach den Apfel entkernen und in Stücke schneiden. Anschließend die Raspeln, die Rosinen und die Apfelstücke mit Zitronensaft vermischen und den Joghurt dazu servieren.

KETOGENE REZEPTE FÜR DAS FRÜHSTÜCK

DAS AMERIKANISCHE FRÜHSTÜCK

Zutaten:

- ✓ 3-5 Eier
- ✓ 140 g rohen amerikanischen Speck
- ✓ Kokosöl
- ✓ Optional: Cherrytomaten, Salz und frische Petersilie

Zubereitung:

Zuerst den Speck ohne Öl in einer Pfanne braten. Die Eier hinzufügen und für 5 Minuten braten. Danach die Cherrytomaten in zwei Teile schneiden und mit anbraten. Dieses Frühstück kann man mit Petersilie garnieren.

Ketogener Chia Pudding

Zutaten:

4 EL Chiasamen

150 ml Kokosmilch (aus der Dose)

150 ml ungesüßte Mandelmilch

Optional: etwas Süßstoff, etwa 1 TL Stevia

Zubereitung:

Die ganzen Zutaten werden in ein Glas gegeben und vermischt. Dieses wird dann geschlossen oder mit Klarsichtfolie überzogen. Für die Nacht in den Kühlschrank stellen. Am nächsten Morgen kann es direkt verzehrt werden oder das Rezept verändert werden, indem man Gewürze oder Beeren hinzugibt und das Ganze mit Kakaopulver verfeinert. So wird aus einem Chiapudding ein Schokopudding.

Ketogene Pfannkuchen

Zutaten:

2 große Eier

60 ml Schlagsahne

3 TL Stevia

60 g Kokosmehl

1 Prise Salz

¼ TL Backpulver

Rapsöl oder frische Butter zum Anbraten

Zubereitung:

Zuerst das Eigelb vom Ei trennen und mit Salz, Stevia und Schlagsahne vermischen. Das Eiweiß wird dann später noch gebraucht. Die Masse sollte cremig werden. In eine zweite Schüssel kommen das Backpulver, das Mehl und die flüssigen Zutaten. Zunächst schlägt man das Eiweiß so lange, bis keine Spitzen mehr gebildet werden und dieses kann unter den Teig gehoben werden. Anschließend die Butter oder das Öl erhitzen und davon Pfannkuchen formen. Nach 3 Minuten kann man diese wenden und die andere Seite ebenfalls 3 Minuten backen. Die Pfannkuchen mit Beeren garnieren.

Ein schneller Smoothie

Zutaten:

150 g gefrorene Erdbeeren

1 EL Hanfsamen

1 EL Chiasamen

1 EL Kokosöl

100 ml Kokosmilch

100 ml Mandelmilch

½ Avocado

Optional eine Handvoll Spinat

Zubereitung:

Alle Zutaten in einem Mixer pürieren.

Bagel ketogener Art

Zutaten:

145 g Mandelmehl

1 EL Backpulver

283 g Mozzarella, gerieben

56 g Frischkäse

2 (L) Eier

Optional für Topping: Sesamsamen

Zubereitung:

Zuerst den Ofen auf 200 Grad vorheizen und Papier auf einem Blech auslegen. Danach das Backpulver mit dem Mandelmehl vermischen und anschließend den

Frischkäse und den Mozzarella in eine Schüssel geben. Das Ganze für 2 Minuten in der Mikrowelle erwärmen, nach einer Minute wird es umgerührt und dann erneut nach 2 Minuten. Der Käse kann alternativ auch auf dem Herd geschmolzen werden. Nun Eier und das Mehl zum Käse geben, dieser sollte heiß sein. Die Masse mit den Händen kneten, sodass sich daraus ein Teig bildet. Ist dieser hart, kann er für 20 Sekunden in die Mikrowelle. Als Nächstes den Teig in 6 Teile teilen und eine Wurst formen. Die Enden so zusammendrücken, dass es aussieht wie ein Bagel. Diese kommen aufs Backblech und werden mit Sesam bestreut. Für 14 Minuten backen und fertig!

Leckere Apfel und Zimt Riegel zum Naschen

Zutaten:

4 Eier

1 Tasse gemahlene Pekannüsse

52 g Kokosfett

¼ Cup gefriergetrocknete Äpfel

2 TL Zimt

1 TL Vanille Extrakt

10 Drops flüssig Stevia

Zubereitung:

Erst den Ofen auf 180 Grad vorheizen. Sollten keine gemahlenen Pekannüsse vorhanden sein, einfach normale Nüsse im Mixer fein mahlen. Nun Kokosfett, Stevia, Eier, Zimt und Vanille in einer Schüssel miteinander vermischen und die getrockneten Äpfel mitsamt den Nüssen dazugeben. Den Teig anschließend in eine Pfanne gießen und für 25 Minuten backen.

KETOGENE REZEPTE FÜR DAS MITTAGESSEN

LECKERER BUNTER HÄHNCHEN SALAT

Zutaten:

Für den Salat

- ✓ 300 g Hähnchenbrust, ohne Knochen
- ✓ 100 g Mozzarella
- ✓ 2 Handvoll Babyspinat
- ✓ 1 Avocado
- ✓ 1 Tomate

- ✓ ½ Zwiebel
- ✓ 5 Stängel Spargel, grün
- ✓ 1 EL Olivenöl, nativ
- ✓ Etwas Meersalz und Pfeffer
- ✓ Frische Gartenkräuter nach Wahl

Für das Dressing

- ✓ 2 EL Olivenöl, nativ
- ✓ 1 EL Apfelessig
- ✓ 1 TL Dijon-Senf
- ✓ 1 Knoblauchzehe
- ✓ Meersalz und Pfeffer

Zubereitung:

Als Erstes die Avocado halbieren, entkernen und das Fruchtfleisch lösen. Dieses dann in Würfel schneiden. Danach die Zwiebel in Streifen schneiden und die Tomate in Würfel. Anschließend den Spargel putzen und halbieren, die Kräuter zerhacken, sowie den Knoblauch. Als Nächstes das Hähnchen in Stücke schneiden und mit Salz und Pfeffer würzen. Das Olivenöl erhitzen und das Hähnchen darin 5 Minuten braten. Der Spargel kommt hinzu und wird mitgebraten. Die Zutaten für das Dressing kommen in eine Schüssel und werden miteinander vermischt. Spinat und Mozzarella auf einen Teller anrichten und die Avocado, Tomaten, Zwiebeln, Hähnchen und die Kräuter mit dem Dressing servieren.

CHICKEN PHILLY CHEESESTEAK BOWL

Zutaten:

- ✓ 300 g Hähnchenbrust
- ✓ 1 Zwiebel, gewürfelt
- ✓ 1 Paprika, gewürfelt
- ✓ 3 Scheiben Käse nach Wahl
- ✓ 2 TL Worcestershire Sauce
- ✓ ½ TL Knoblauchpulver
- ✓ ½ TL Zwiebelpulver
- ✓ 1 Knoblauchzehe, gepresst
- ✓ Etwas schwarzer Pfeffer
- ✓ 2 EL Olivenöl, nativ

Zubereitung:

Das Hähnchen in Scheiben schneiden und in eine Schüssel geben. Die Worcestershire Sauce, Pfeffer, Zwiebelpulver und Knoblauchpulver kommen hinzu. Das Fleisch sollte mit den Zutaten bedeckt sein. Öl erhitzen und Paprika, Knoblauch und Zwiebeln für 3 Minuten braten. Das Hähnchen zum Gemüse geben und in der Pfanne vermengen. Die Käsescheiben darüberlegen und für 3 Minuten schmelzen lassen.

BURGER MIT FÜLLUNG

Zutaten:

- ✓ 500-600 g Rinderhack
- ✓ 2 EL Parmesan, gerieben
- ✓ ½ Tasse Mozzarella, gerieben
- ✓ 2 Handvoll Babyspinat
- ✓ Meersalz und Pfeffer nach Geschmack

Zubereitung:

Das Rinderhack mit Salz und Pfeffer würzen und in einer Schüssel kneten. Daraus 8 Patties formen und in den Kühlschrank stellen. Daraufhin den Spinat in eine Pfanne geben und für 2 Minuten braten. Das Wasser auspressen und den Spinat kühlen. Diesen dann schneiden und in die Schüssel geben. Anschließend Mozzarella und Parmesan hinzufügen und das dann zwischen zwei Patties geben. Die Burger für 6 Minuten anbraten.

DIE 5 MINUTEN PIZZA

Zutaten:

- ✓ Für den Pizzaboden:

- ✓ 2 große Eier
- ✓ 2 EL Parmesan Käse, gerieben
- ✓ 1 EL Psylliumhülsenpulver
- ✓ 1/2 TL italienisches Gewürz
- ✓ Salz nach Geschmack
- ✓ 2 EL ÖL

Für den Pizza-Belag:

- ✓ 45 g Mozzarella
- ✓ 3 EL Tomatensauce
- ✓ 1 EL frisch gehacktes Basilikum
- ✓ Schinken

Zubereitung:

Zuerst alle trockenen Zutaten in einer Schüssel pürieren und zwei Eier hinzugeben. Anschließend 2 EL Öl erhitzen und die Mischung in die Pfanne geben. Den Ofen auf 180 Grad vorheizen und die Kruste der Pizza auf der anderen Seite für 60 Sekunden kochen. Nun 3 EL Tomatensauce darüber schütten und die Pizza mit Käse bestreuen.

SALAT AUS BROKKOLI UND BACON

Zutaten:

- ✓ 2 große Brokkoli-Köpfe
- ✓ 200 g Bacon
- ✓ 35 g Schalotten
- ✓ 200 g Mayonnaise
- ✓ 2 EL Weißweinessig
- ✓ 3 EL flüssig Stevia
- ✓ 1 TL Sesamöl

Zubereitung:

Zuerst den Bacon anbraten und den Brokkoli in Stücke schneiden. Die Schalotten werden nach Belieben geschnitten. Anschließend die Zutaten für das Dressing vermischen und alles in eine Schüssel geben. Den Salat nun mit dem Bacon verfeinern.

KETOGENE REZEPTE FÜR DAS ABENDESSEN

DIE MINI FRITTATA

Zutaten:

- ✓ 10 Eier (für eine leichtere Variante: 6 Eier und 4 Eiweiß)
- ✓ ½ TL Salz
- ✓ ¼ TL Pfeffer

für das Topping eine Variation von:

- ✓ gewürfelter Speck
- ✓ Wurst
- ✓ Brokkoli
- ✓ Paprika
- ✓ Spinat
- ✓ Käse
- ✓ Tomaten
- ✓ Zwiebeln

Zubereitung:

Den Ofen auf 180 Grad vorheizen und die Formen einfetten. Die Zutaten vorbereiten und in Würfel schneiden. Eier mit Salz und Pfeffer verquirlen und diese dann zu 2/3 in jede Form schütten. Das Ganze für 25 Minuten backen; die Frittatas sollten aufgehen. Sie sind 3 Tage im Kühlschrank haltbar.

LECKERES HÜHNCHEN CHILI

Zutaten:

- ✓ 2 große Hähnchenbruststücke
- ✓ 1 EL Butter oder Ghee
- ✓ ½ Zwiebel, fein gehackt
- ✓ 2 Tassen Hühnerbrühe
- ✓ 1 Dose Tomaten, in Würfel
- ✓ 85 g Tomatenmark
- ✓ 1 EL Chili Pulver
- ✓ 1 Jalapeno, in kleine Scheiben geschnitten
- ✓ ½ EL Kreuzkümmel
- ✓ ½ EL Knoblauch Pulver
- ✓ 115 g Frischkäse

✓ Salz und Pfeffer nach Belieben

Zubereitung:

Zuerst die Hähnchenbrust in die Brühe oder in Wasser legen, und zwar so, dass sie mit Flüssigkeit bedeckt ist. Ist das Fleisch nicht mehr rosa (nach 12 Minuten), kann man die Flüssigkeit abgießen. Die Hähnchenbrust danach mit einer Gabel in kleine Stücke zerteilen, die Butter oder das Ghee erhitzen und die Zwiebeln in den Topf geben. Diese andünsten, bis sie glasig sind. Anschließend das Fleisch, die Tomaten und das Tomatenmark, die Brühe, die Jalapeno-Scheiben, das Chilipulver, das Knoblauchpulver und den Kümmel dazu geben und miteinander vermischen. Die Zutaten kochen lassen und danach die Temperatur reduzieren. Mit geschlossenem Deckel 10 Minuten kochen und den Frischkäse dazugeben.

SAFTIGER CHEESEBURGER MIT KETOGENER KÄSEFÜLLUNG UND BACON

Zutaten:

✓ 230 g Rinderhack

✓ 2 Scheiben Bacon

✓ 30 g Mozzarella

- ✓ 55 g Cheddar, in Scheiben
- ✓ 1 TL Salz
- ✓ ½ TL Pfeffer
- ✓ 1 TL Cajun-Pulver
- ✓ 1 EL Butter oder Ghee
- ✓ Wolkenbrot

Zutaten für das Wolkenbrot:

- ✓ 2 Eier
- ✓ 3 EL Frischkäse (Ziege schmeckt super :-))
- ✓ ¼ TL Backpulver

Zubereitung:

Für das Wolkenbrot das Eiweiß steif schlagen und den Käse mit dem Eigelb und dem Backpulver vermischen. Das alles unter den Eischnee geben. Das Brot kann salzig oder süß sein. Entweder man salzt es oder man verwendet Stevia Liquid. Aus dem Teig werden Portionen geformt und die Brötchen anschließend bei 150 Grad 30 Minuten gebacken. Das Papier sollte man darüberlegen, so werden sie nicht zu dunkel. Daraufhin das Hackfleisch mit den Gewürzen vermischen und daraus Patties formen. Danach das Fleisch mit Mozzarella befüllen und 1 EL Butter oder Ghee erhitzen. Die Patties in die Pfanne legen und für 3 Minuten braten. Ab und an wenden und

Käse darüberstreuen. Anschließend das Fleisch noch 3 Minuten braten und den Bacon auf die Burger legen.

SHRIMPS KEBAB

Zutaten:

- ✓ 500 g Shrimps
- ✓ 2 EL Olivenöl, nativ
- ✓ Meersalz und Cayenne-Pfeffer
- ✓ 1 TL Paprikapulver
- ✓ 1 TL Knoblauchpulver
- ✓ 1 TL Zwiebelpulver
- ✓ 1 TL Oregano, getrocknet
- ✓ 2 Zitronen, in Scheiben geschnitten

Zubereitung:

Als erstes den Ofen auf 180 Grad vorheizen und anschließend Paprikapulver, Oregano, Salz, Zwiebelpulver, Knoblauchpulver und Cayenne-Pfeffer in einer Schüssel vermischen. Die Shrimps mit Olivenöl in eine andere Schüssel geben und die Gewürze dafür verwenden, um die Shrimps zu bedecken. Diese dann mit der Zitronenscheibe auf Spieße stecken und für 15 Minuten backen. Ab und an wenden und mit Salat servieren.

FAZIT

Bauchfett ist sehr hartnäckig und für die meisten ist es kaum vorstellbar, dieses wieder loszuwerden. Weiß man jedoch, wie man es verbrennen kann, kann dies sehr schnell gehen. Dieses Buch zeigt deutlich, wie man auf schnelle und gesunde Art und Weise Bauchfett reduzieren kann. Es gibt viele Möglichkeiten, das Fett gezielt loszuwerden, ohne auf Großes achten zu müssen. Dabei sind eine gesunde und ausgewogene Ernährung sowie Sport und Entspannung das A und O. Mithilfe der Low Carb und ketogenen Rezepte für Frühstück, Mittagessen und Abendessen, nimmt man reichlich Ballaststoffe zu sich, ernährt sich kohlenhydratarm und führt dem Körper viele Proteine zu. In diesem Buch bekommt man 12 Tipps, die einem helfen, Bauchfett effektiv zu reduzieren. Es werden einige Mythen beseitigt und die 5 Fehler aufgezeigt, die man nicht machen sollten, wenn man Bauchfett verlieren will. 3 weitere Tipps fassen kurz zusammen, was die wichtigsten Grundlagen sind, um Fett zu verbrennen. Zusammengestellte Übungen, sowie Bauchmuskeltraining helfen, den Bauch flach zu bekommen.

Ebenso ist es wichtig, den Stoffwechsel auf Trab zu bringen und diesen mit viel Wasser, grünem Tee und ausreichend Bewegung anzukurbeln. Die Liste der Lebensmittel, die man essen darf oder sollte, sowie die

Liste mit den verbotenen Lebensmitteln lassen das Fett am Bauch schnell schmelzen. Hält man sich an diese Tipps und baut Bewegung, sowie Entspannung in seinen Alltag mit ein, hat man nach einigen Wochen den Bauch, den man sich wünscht.

KETOGENE REZEPTE

Meine Top 155 Feel Good Keto Diät Rezepte

von alltagstauglich bis raffiniert für Einsteiger und Berufstätige

inklusive 14 Tage Ernährung nach Plan

EINLEITUNG: WAS IST EINE KETOGENE DIÄT?

Um die ketogene Diät richtig zu verstehen und umsetzen zu können, muss zuerst verinnerlicht werden, wie der Effekt des Gewichtsverlusts eintritt. Bei der ketogenen Ernährung geht es grundlegend darum, den Stoffwechsel und Energieverbrauch des Körpers komplett umzustellen. Durch eine kohlehydratreduzierte und sehr protein- und fettreichen ketogenen Ernährungswechsel stellt sich der Stoffwechsel des Körpers nämlich komplett um. Der Stoffwechsel beginnt nach der Ernährungsumstellung damit, seine Energie nicht mehr wie üblich aus Kohlehydraten bzw. Glukose zu beziehen, sondern aus Fett und Ketonkörpern, die unsere Leber bildet. Der Körper verfällt in die sogenannte Ketose. Die Ketose imitiert auf einer biochemischen Ebene im Körper das Fasten. Durch den Abbau von Fett und Ketonkörpern entsteht der Effekt des Gewichtsverlusts. Dieser Effekt tritt auf, weil dem Körper aktiv „vorgespielt“, dass er hungert. Doch keine Sorge, ein Hungergefühl wird während der Diät nicht auftreten. Der Körper empfindet es nur so, weil ihm die Kohlenhydrate entzogen werden. Durch diesen Prozess verliert man schnell überschüssiges Körperfett, ohne dabei Hunger leiden zu müssen. Eher im Gegenteil: Bei der ketogenen Diät darf man sogar von vielen Nahrungsmitteln so viel essen, wie man möchte.

VOR- UND NACHTEILE

Die ketogene Diät hat multiple Vorteile, die nicht von der Hand zu weisen sind. Zu einem der Vorteile der ketogenen Ernährung gehört mit Sicherheit, dass man gut und schnell Gewicht verlieren kann. Der Körper geht dazu über, 24 Stunden lang in der Ketose Fett zu verbrennen. Das entspricht dem besten Training für den Stoffwechsel, das man durchführen kann. Außerdem wird berichtet, dass ein Umstieg auf eine ketogene Diät durchaus auch eine Steigung der Libido, sowie eine steigende Ausdauer mit sich bringen kann. Viele Verfechter der Ernährung berichten von einem tieferen und besseren Schlaf, sowie einer besseren Stimmung, seitdem sie die Keto Diät umsetzen.

Es gibt inzwischen auch Studien, die belegen, dass eine ketogene Ernährung sich positiv auf die Gesundheit bei bestimmten Krankheitsbildern auswirken kann. Gute Beispiele hierfür sind die degenerative Nervenkrankheit Alzheimer und auch Epilepsie bei Kindern. Sollten diese Krankheiten jedoch auftreten, ist eine ärztliche Behandlung natürlich unumgänglich. Eine ketogene Diät kann jedoch dabei helfen, bestimmte Symptome über einen gewissen Zeitraum hinweg einzudämmen. Außerdem ist erwiesen, dass die Keto Diät einen stabilen Blutzucker mit sich bringt, was besonders bei Diabetes-Patienten einen unbestreitbaren Vorteil darstellen kann. Auch der Blutdruck wird neben anderen positiven

Effekten für den Körper nachhaltig gesenkt.

Bei einer dauerhaften, ketogenen Ernährung kann es jedoch unter Umständen zu Mangelerscheinungen wie Vitamindefiziten kommen, da durch den vergleichsweise hohen Kohlenhydratgehalt verhältnismäßig wenig Obst konsumiert wird. Durch die vergleichsmäßig hohen Anteile an Fett im Essen steigt auf längere Sicht auch das Risiko, an Herz-Kreislauferkrankungen zu erkranken. Doch durch die Zugabe von entsprechenden Tabletten kann dem entgegengewirkt werden.

FÜR WEN IST DIE KETOGENE DIÄT GEEIGNET?

Alle jene, die schnell und ohne zu hungern ein paar Kilos verlieren möchten, können diese Diät ohne Bedenken für mehrere Wochen oder Monate machen. Menschen, die jedoch unter gesundheitlichen Problemen leiden, sollten die Ernährungsumstellung vorab mit einem Arzt besprechen und abklären, aber wie bereits erwähnt, gibt es einige medizinische Indikationen für eine ketogene Diät. Gerade für Menschen, die mit den Kilos kämpfen, ist die Keto Diät eine willkommene Lösung, um den Körper zur Fettverbrennung anzuregen. Dennoch sollte hierbei auf die eigene Gesundheit am meisten geachtet werden!

Wie bereits erwähnt kann eine Keto Diät verschiedene gesundheitliche Probleme durchaus verbessern und unterstützen.

Ein Ernährungswechsel ersetzt jedoch niemals einen Gang zum Arzt!

Wichtig ist jedoch auch, immer auf seinen Körper zu hören. Wenn es während der Diät zu Mangelerscheinungen kommt und man sich nachhaltig schlecht fühlt, ist es wichtig, die Diät nicht ohne Rücksicht weiter durchzuziehen, sondern besser abzubrechen, und auf die Signale des Körpers zu hören. Im Zweifelsfall ist der Gang zum Arzt obligatorisch.

GETRÄNKE

Wasser in jeglicher Form – ob sprudeln oder still, aus der Leitung oder der Flasche – ist mit Sicherheit das am besten geeignete Getränk bei dieser Ernährungsform. Ohne Kalorien und gut für den Körper – aber vor allem: kein Zucker! Doch auch ungesüßter Tee und schwarzer Kaffee (max. mit einem kleinen Schluck Milch) können ohne Bedenken während einer ketogenen Diät getrunken werden. Denn auch bei den Getränken gilt die Regel: Je weniger Kohlehydrate, desto besser.

In den Rezepten finden sich weitere Getränke, die den Alltag etwas aufpeppen können!

Wenn man auf alkoholische Getränke während der Diät

nicht verzichten möchte, kann man sich gerne das ein oder andere Glas Wein gönnen. Aber auch helles Bier, Gin und Whisky enthalten nur sehr wenige Kohlehydrate und sind in Maßen problemlos genießbar. Eher verzichten sollte man auf Cocktails und Mischgetränke mit Säften, da diese sehr viel Zucker enthalten.

14-TAGE-ERNÄHRUNGSPLAN

Um den Einstieg in die Keto-Diät zu erleichtern und einen Leitfaden zum Folgen zu geben, ist ein Plan durchaus hilfreich. Im Folgenden wird eine Möglichkeit aufgezeigt, wie die ersten zwei Wochen mit der Keto Diät aussehen könnten.

Tag 1

Frühstück

Kräuter-Omelett mit Lachs

Zubereitungszeit: 15 Minuten

Nährwerte (pro Portion)

- ✓ **Kalorien: 272 kcal**
- ✓ **Fett: 21 g**
- ✓ **Protein: 16 g**

Zutaten:

- ✓ Salatgurke
- ✓ 100 g Räucherlachs
- ✓ 6 Eier
- ✓ 2 Kästchen
- ✓ Kresse

- ✓ 20 g Dill (1 Bund)
- ✓ Pfeffer und Salz
- ✓ 4 EL Mineralwasser
- ✓ 80 g Kefir (4 EL)
- ✓ 4 EL Olivenöl

Zubereitung:

Die Gurke zunächst waschen und in dünne Scheiben schneiden. Ein paar der Scheiben beiseitelegen und die übrigen flach auf Teller auslegen und mit Salz bestreuen. Den Lachs in Würfel schneiden und dann die Kresse vorbereiten und den Dill waschen und kleinhacken.

Die Eier mit Salz, Pfeffer, Mineralwasser und Kefir verquirlen, sowie den Dill unterrühren. In einer Pfanne 2 EL des Öls erhitzen und die Hälfte der Eiermasse hineingeben und bei kleiner Hitze in ca. 4 Minuten zu einem Omelett stocken lassen. Mit der restlichen Eiermasse ein zweites Omelett vorbereiten.

Die Omeletts mit Lachswürfeln, Gurkenscheiben und Kresse belegen, dann halbieren und auf den Gurkenscheiben anrichten.

Mittagessen

Mexikanische Chorizo-Bowl

Zubereitungszeit: ca. 30 Minuten

Nährwerte:

- ✓ **Kalorien: 726 kcal**
- ✓ **Fett: 60 g**
- ✓ **Eiweiß: 32,5 g**

Zutaten:

- ✓ 160 g Chorizo Würstchen
- ✓ 160 g frische Würstchen
- ✓ 40 g Zwiebel
- ✓ 1/2 Jalapeño
- ✓ 1 EL frischer Oregano (oder 1 TL trockener Oregano)
- ✓ 75 g Cherry-Tomaten
- ✓ 60 g Paprika, grün
- ✓ 100 g Avocado
- ✓ 1 kleine Frühlingszwiebel (ca. 15 g)
- ✓ 1 EL Olivenöl
- ✓ 1/4 TL Tamari Sauce

- ✓ 1 TL Limettensaft
- ✓ 2 Eier
- ✓ 1/4 TL Paprika
- ✓ Salz, Pfeffer

Optionale Zutaten:

- ✓ Keto Tortillas
- ✓ Klecks Sour Cream
- ✓ 1-2 TL Sriracha Sauce

Zubereitung:

Von den frischen Würstchen und der Chorizo die Haut entfernen. Das Fleisch dann in einer trockenen Pfanne für ca. 5 Minuten anbraten, bis es gebräunt ist und beim Braten derweil zerteilen, sodass eine Hackfleischkonsistenz entsteht.

Die Zwiebel schälen und in kleine Stücke schneiden, die Paprika waschen und ebenso zerteilen. Paprika, Jalapeño und Zwiebeln mit in die Pfanne geben und bei mittlerer Hitze alles anbraten, bis die Zwiebeln weich und glasig sind. Alles vom Herd nehmen und erst einmal beiseitestellen.

In einer Schüssel Olivenöl, Limettensaft, Tamari, sowie Salz und Pfeffer miteinander vermischen. Die Tomaten mit dem Oregano, den Frühlingszwiebeln zu einer Salsa vermengen.

Dann die Eier pochieren, indem sie in einem Topf mit kochendem Wasser bei mittlerer Hitze gekocht werden. Dafür jedes Ei einzeln öffnen und das Ei vorsichtig ins Wasser gießen. Für 5 Minuten hart kochen lassen. Mit einem Schaumlöffel herausholen, wenn die Eier fertig sind. Zum Abtropfen kann ein Küchenpapier verwendet werden.

Dann alle Zutaten gemeinsam in einer Schüssel nach Belieben anrichten.

Abendessen

Haselnuss-Karotten-Salat mit Hackfleisch

Zubereitungszeit: 30 Minuten

Nährwerte:

- ✓ **Kalorien: 636 kcal**
- ✓ **Fett: 52 g**
- ✓ **Eiweiß: 35 g**

Zutaten:

- ✓ 40 g Haselnüsse
- ✓ 300 g Rinderhackfleisch
- ✓ 1 TL Currypulver
- ✓ Salz und Pfeffer
- ✓ 1 Handvoll Koriander
- ✓ 1 Handvoll Minze
- ✓ 2 mittelgroße Karotten
- ✓ 2 EL Olivenöl und 1 EL Kokosöl
- ✓ 1 EL Apfelessig
- ✓ 3 EL Zitronensaft
- ✓ 2 TL Orangensaft

Zubereitung:

Zuerst die Haselnüsse grob hacken und ohne die Zugabe von Fett in einer Pfanne bei geringer Temperatur rösten. Die Nüsse dann vom Herd nehmen und erst einmal beiseitestellen. Dann das Kokosöl in einer Pfanne erhitzen und das Hackfleisch mit dem Currypulver, Salz und Pfeffer braun und krümelig braten. Die Minze und den Koriander waschen, trocknen und zum Hackfleisch geben.

Dann die Karotten schälen und mit einem Gemüsehobel oder einer Küchenmaschine raspeln. Alles mit dem Hackfleisch, dem Olivenöl, dem Essig, dem Zitronen- und dem Orangensaft mit einer großen Schüssel mischen. Dann den Salat in einer Schüssel mischen. Alles mit Salz und Pfeffer abschmecken und mit den gerösteten Haselnüssen toppen.

Snack

Limetten Mousse

Zubereitungszeit: 15 Minuten (2 Stunden Ruhezeit anschließend)

Nährwerte (pro Portion):

- ✓ **Kalorien: 221 kcal**
- ✓ **Fett: 20 g**
- ✓ **Proteine: 8 g**

Zutaten:

- ✓ 1/4 TL Orangenaroma
- ✓ 8 g Gelatine Pulver
- ✓ 40 g Eigelb
- ✓ 40 ml Limettensaft oder Zitronensaft
- ✓ 10 g Erythrit
- ✓ 90 ml Sahne

Zubereitung:

Zuerst die Sahne steif schlagen. Danach die Eier trennen und das Eigelb absondern. Das Eiweiß kann anderweitig verwendet werden. Dann den Erythrit zum Eigelb hinzufügen und alles gut verrühren. Ein Wasserbad vorbereiten und das Orangenaroma zusammen mit dem

Limettensaft erwärmen. Die Gelatine langsam hinzufügen und solange verrühren, bis sie sich komplett aufgelöst hat. Die Eigelbmasse unterrühren und alles abkühlen lassen.

Die Sahne dann unter die Masse heben und auf Gläser verteilen.

Alles für ca. 2 Stunden in den Kühlschrank zum Kühlen stellen.

Tag 2

Frühstück

Muffin Brötchen

Arbeitszeit: 30 Minuten

Nährwerte (je Muffin):

- ✓ **Kalorien: 33 kcal**
- ✓ **Fett: 2 g**
- ✓ **Proteine: 2 g**

Zutaten:

- ✓ 60 g Frischkäse
- ✓ 3 Eier
- ✓ 10 g Kokosmehl
- ✓ 15 g Flohsamenschalen

Zubereitung:

Während der Ofen auf 150 °C vorheizt, die Eier trennen und das Eiweiß steif schlagen. Das getrennte Eigelb mit den übrigen Zutaten vermengen und anschließend unter den Eischnee heben.

Den Muffin-Teig anschließend in ein Muffin-Blech portionieren und im Ofen für ca. 20 Minuten backen.

Mittagessen

Kaiserschmarren

Zubereitungszeit: 30 Minuten

Nährwertangaben:

- ✓ **Kalorien: 511 kcal**
- ✓ **Fett: 42 g**
- ✓ **Eiweiß: 24 g**

Zutaten für den Kaiserschmarrn:

- ✓ 3 Eier
- ✓ 1 EL Butter
- ✓ 1 Eiweiß
- ✓ 40 g Frischkäse Doppelrahmstufe
- ✓ 100 g Hüttenkäse (körniger Frischkäse)
- ✓ 1 EL Flohsamenschalen gemahlen
- ✓ 1 TL Puderzucker
- ✓ Zitronensaft
- ✓ Stevia
- ✓ Zimt

Zutaten für die Vanillesoße:

- ✓ Vanille
- ✓ 1 Eigelb
- ✓ 100 ml Schlagsahne 30 % Fett

Zubereitung Kaiserschmarrn:

Die Butter schmelzen. Den Hüttenkäse, den Frischkäse und die Eier in eine Rührschüssel geben. Die Masse pürieren, sodass ein glatter Teig entsteht. Den Teig mit Stevia und Zimt abschmecken und die Flohsamenschalen hinzufügen. Ein Ei trennen und das Eiweiß steif schlagen. Anschließend unter den Teig heben. Den Teig anschließend in eine gefettete Pfanne gießen. Sobald ein Pfannkuchen entsteht diesen vierteilen und wenden. Den Teig so lange braten und wenden, bis der Kaiserschmarrn die gewünschte Farbe und Konsistenz aufweist. Je nach Belieben die Teile zerkleinern.

Zubereitung der Vanillesoße:

Ein Wasserbad ansetzen, Sahne und Vanille im Wasserbad vorsichtig erhitzen. Das Eigelb hinzufügen und die Soße gut verrühren. Leicht abgekühlt zusammen mit dem Kaiserschmarrn servieren.

Abendessen

Thunfischsalat mit Schafskäse

Zubereitungszeit: 10 Minuten

Nährwerte:

- ✓ **Kalorien: 401 kcal**
- ✓ **Fett: 29 g**
- ✓ **Eiweiß: 29 g**

Zutaten:

- ✓ 2 Handvoll Salat (Sorte nach Wahl)
- ✓ 200 g Kirschtomaten
- ✓ Pfeffer und Salz
- ✓ 8 mittelgroße Oliven
- ✓ 100 g Feta
- ✓ 1 Dose Thunfisch im eigenen Saft
- ✓ 1,5 EL Balsamico
- ✓ 2 EL Öl

Zubereitung:

Den Salat waschen und schleudern, bis er trocken ist. Die Tomaten waschen und nach Belieben zerkleinern. Die Zwiebel in Ringe, Oliven in Scheiben schneiden. Dann den Feta-Käse würfeln und alles zusammen mit dem Thunfisch und dem Salat vermengen.

Aus den übrig gebliebenen Zutaten das Dressing mischen und über den Salat geben.

Snack

Schokopudding mit Avocado

Zubereitungszeit: 10 Minuten

Nährwerte (pro Portion):

- ✓ **Kalorien: 515 kcal**
- ✓ **Fett: 44 g**
- ✓ **Eiweiß: 18 g**

Zutaten:

- ✓ 100 g Avocado, in Stücke geschnitten
- ✓ 15 g Eiweißpulver mit Schokoladengeschmack
- ✓ 100 ml Kokosmilch
- ✓ 1 TL Stevia
- ✓ 5 g Kakaopulver

Zubereitung:

Alle angegebenen Zutaten pürieren. Anschließend je nach Belieben mit Himbeeren oder anderen Früchten garnieren.

Tag 3

Frühstück

Soft Pancakes mit Butter-Sirup

Zubereitungszeit: ca. 30 Minuten

Nährwerte:

- ✓ **Kalorien: 200 kcal**
- ✓ **Fett: 20 g**
- ✓ **Protein: 7 g**

Zutaten für die Pfannkuchen:

- ✓ 15 g Eiklarpulver
- ✓ 140 g Eier (3 Stück)
- ✓ 30 ml Kokosöl
- ✓ 1 TL Vanilleextrakt

Zutaten für den Sirup:

- ✓ 120 ml Buttersirup

Zubereitungszeit:

Die Eier voneinander trennen und das Eiweiß steif schlagen. Das Eigelb dann miteinander verquirlen und gemeinsam mit den restlichen Zutaten vermengen.

Den Eischnee unterheben.

Das Öl in einer Pfanne erhitzen und eine kleine Menge (3 EL) hineingeben. Auf beiden Seiten goldbraun braten.

Die Pfannkuchen zusammen mit dem Sirup servieren.

Mittagessen

Flammkuchen

Zubereitungszeit: 25 Minuten

Nährwerte (pro Portion):

- ✓ **Kalorien: 232 kcal**
- ✓ **Fett: 16,2 g**
- ✓ **Protein: 12,8 g**

Zutaten für den Flammkuchenboden:

- ✓ 10 g Eiklarpulver
- ✓ 250 ml warmes Wasser
- ✓ 30 g Flohsamenschalen gemahlen
- ✓ 120 g Mandelmehl (nicht entölt!)
- ✓ 25 g Kartoffelfasern
- ✓ optional: 1 P. Trockenhefe (7g)
- ✓ ca. 1/2 TL Salz
- ✓ 3 EL Olivenöl
- ✓ 30 g Bambusfasern
- ✓ geringe Menge Bambusfasern zum Ausrollen

Zutaten für den Belag:

- ✓ rote Zwiebeln
- ✓ 100 g Prosciutto crudo in feine Scheiben geschnitten
- ✓ 125 g Crème fraîche
- ✓ 2 EL Olivenöl zum Braten
- ✓ 220 g Schmand
- ✓ Salz, Pfeffer, etwas Muskatnuss
- ✓ Schnittlauchröllchen

Zubereitung:

Zuerst das Backofengitter aus dem Ofen holen und den Ofen dann auf 240 °C vorheizen.

Alle Zutaten in einer großen Schüssel und mit den Knethaken des Mixers kurz auf höchster Stufe zu einem homogenen Teig verrühren. Der Teig sollte eher fest, aber trotzdem gut formbar sein. Sollte der Teig kleben, noch etwas Bambusfasern hinzufügen.

Den Teig möglichst dünn auf einem Bogen Backpapier auf ca. 30 x 40 cm ausrollen.

Den auf Backpapier ausgerollten Teig nun auf das Gitter legen.

Jetzt den Belag vorbereiten.

Hierfür Speck oder Prosciutto in Streifen oder Würfel schneiden. Dann den Schmand und die Crème fraîche in einer Schüssel glattrühren. Die Zwiebel schälen, vierteln und in Ringe schneiden. Das Öl erhitzen und die Zwiebeln darin bis zu drei Minuten auf hoher Stufe braten. Die Zwiebelmischung jetzt zur Crememischung geben, den Speck oder das Prosciutto hinzufügen und alles gut verrühren. Alles mit Pfeffer, Salz und Muskatnuss nach Belieben abschmecken. Dann den Belag auf dem Flammkuchen verteilen und den Flammkuchen für 20-25 Minuten backen. Dann die Schnittlauchröllchen zum Anrichten benutzen.

Abendessen

Kaiserschmarren

Zubereitungszeit: 30 Minuten

Nährwerte (pro Portion):

- ✓ **Kalorien: 273 kcal**
- ✓ **Fett: 98 g**
- ✓ **Protein: 57 g**

Zutaten:

- ✓ 3 gehäufte EL Sauerrahm (100g)
- ✓ 4 cl Rum
- ✓ 100 ml Mandelmilch ungesüßt
- ✓ 2 gehäufte EL Kokosmehl
- ✓ 2 gehäufte EL Proteinpulver Vanille (Whey) (30g)
- ✓ 1/2 TL Weinstein-Backpulver
- ✓ 4 Eier (getrennt)
- ✓ Salz
- ✓ 3 EL Butter (80g)
- ✓ Gemahlene Vanille
- ✓ Stevia-Erythrit-Pulver zum Bestreuen

Zubereitung:

Das Eiweißpulver mit dem Kokosmehl, dem Backpulver und der Milch gut verrühren. Dann den Sauerrahm mit den Ei-Dottern unterschlagen, Rum und Salz unter die Masse geben. Eiweiße dann steif schlagen und alles für circa 5 Minuten ruhen lassen.

Anschließend die Butter in einer großen Pfanne schmelzen. Dann die Kaiserschmarrn-Masse in die Pfanne gießen und mit einem Deckel abdecken. Die Temperatur auf Mittelhitze reduzieren und für 4 Minuten zugedeckt anbacken lassen. Den Deckel dann abnehmen und die Masse mit einer Schaufel wenden. Sollte der Teig bei diesem Vorgang auseinanderfallen, ist das nicht schlimm. Den Deckel jetzt wieder auf die Pfanne geben und für weitere 3 Minuten fertig backen.

Zum Schluss den Schmarrn in mundgerechte Stücke zerteilen und auf Tellern anrichten. Wenn gewünscht kann nun mit Erythrit angerichtet werden. Auch Erdbeeren passen sehr gut dazu.

Snack

Käsechips

Zubereitungszeit: 25 Minuten

Nährwerte (pro Portion):

- ✓ **Kalorien: 18,7 kcal**
- ✓ **Fett: 1,5 g**
- ✓ **Protein: 27,1 g**

Zutaten:

- ✓ Salz
- ✓ Gewürze wie Chili-Pulver wenn gewünscht
- ✓ 5 Scheiben Butterkäse

Zubereitung:

Ein Backblech mit Backpapier auslegen und den Backofen nicht vorheizen. Dann die Käsescheiben vierteln und nebeneinander auf dem Backpapier verteilen. Alles nach Belieben würzen. Das Blech dann in den Ofen schieben und bei 180 °C für ca. 18 Minuten backen.

Tag 4

Frühstück

Englisches Frühstück

Zubereitungszeit: 30 Minuten

Nährwerte:

- ✓ **Kalorien: 666 kcal**
- ✓ **Fett: 61,6 g**
- ✓ **Eiweiß: 17,7 g**

Zutaten:

- ✓ 60 g mini Paprika
- ✓ 1 TL Olivenöl und Salz
- ✓ 1 TL Kürbiskerne
- ✓ 1 TL Sonnenblumenkerne
- ✓ 15 g Ghee
- ✓ 40 g Spinat
- ✓ 25 g Champignons
- ✓ 50 g Halloumi
- ✓ 1 TL Olivenöl
- ✓ 15 g Low-Carb Marinara Sauce

Zutaten für die Avocadocreme:

- ✓ 75 g Avocado
- ✓ 1 TL frischen Zitronensaft
- ✓ 1 TL Olivenöl
- ✓ Salz, Pfeffer, Chili

Zutaten für die Low-Carb Marinara Sauce (ergibt ca. 150 g):

- ✓ 75 g Cherry Tomaten
- ✓ 1/2 Topf frischen Basilikum
- ✓ 15 g Schalotte
- ✓ 30 g ungesüßtes Tomatenmark
- ✓ 30 ml Olivenöl
- ✓ 1 Knoblauchzehe
- ✓ Salz und Pfeffer

Zubereitung:

Den Backofen auf 180 °C vorheizen. Die Paprikaschoten auf ein Backblech mit Backpapier legen und mit Olivenöl sowie einer Prise Salz versehen. Im Ofen für ca. 25 Minuten braten, bis sie weich geworden sind.

Die Samen auf ein separates Backblech legen und 4 Minuten im Ofen rösten, bis sie goldgelb sind. Die Samen dann aus dem Ofen nehmen und abkühlen lassen.

Die Champignons waschen und in gleichgroße Stücke zerschneiden. Bei mittlerer Hitze die Butter in einer beschichteten Pfanne erhitzen, dann die Champignons hinzufügen und für ein paar Minuten braten lassen. Anschließend den Spinat hinzufügen und für weitere 2-5 Minuten kochen lassen. Alles mit einer Prise Salz abschmecken.

Den Halloumi in Scheiben schneiden und mit 1 TL Olivenöl bei mittlerer Hitze braten, bis alle Scheiben goldbraun geworden sind.

Für die Avocadocreme das Fruchtfleisch aus der Avocado entfernen. Das Fruchtfleisch unter Zuhilfenahme einer Gabel zerdrücken und mit Olivenöl, Salz, Pfeffer, Zitrone und Chili vermengen.

Für die Marinara Sauce alle angegebenen Zutaten in einen Mixer geben und gut miteinander pürieren.

Als Letztes den Spinat und die Champignons zusammen mit den Samen, Paprika, Halloumi, und der Avocadocreme, sowie der Marinara Sauce auf einen Teller geben und servieren.

Mittagessen

Zucchini-Schnitten

Zubereitungszeit: 25 Minuten

Nährwerte (pro Portion):

- ✓ **Kalorien: 646 kcal**
- ✓ **Fett: 55,3 g**
- ✓ **Eiweiß: 26,9 g**

Zutaten:

- ✓ 600 g Zucchini, halbiert, Kern-Gehäuse entfernt
- ✓ 40 g Haselnüsse, gehackt
- ✓ 40 ml Olivenöl
- ✓ 65 g Salami, würfeln
- ✓ 80 g Alpenzeller-Käse, gerieben
- ✓ Salz und Pfeffer

Zubereitung:

Den Backofen auf 175 °C Umluft vorheizen. Die Zucchini halbieren und entkernen, dann in Schnitten schneiden und auf ein Backblech mit Backpapier legen. Die Salamiwürfel und die gehackten Haselnüsse auf die Schnitten verteilen. Anschließend mit Olivenöl beträufeln.

Den geriebenen Käse auf die Schnitten geben, alles mit Salz und Pfeffer würzen.

Die Schnitten für 15-20 Minuten im Ofen backen und je nach Belieben kalt oder warm genießen.

Abendessen

Champignoncreme-Suppe

Zubereitungszeit: 30 Minuten

Nährwerte:

- ✓ **Kalorien: 489 kcal**
- ✓ **Fett: 47 g**
- ✓ **Protein: 11 g**

Zutaten:

- ✓ 300 g frische Champignons
- ✓ 1 Zwiebel
- ✓ 250 ml Sahne
- ✓ 8 EL Butter
- ✓ 4 EL Sojamehl
- ✓ 800 ml Gemüsebrühe
- ✓ Salz und Pfeffer
- ✓ Petersilie

Zubereitung:

Die Champignons zuerst waschen, dann in kleine Stücke schneiden. Die Zwiebel schälen und in feine Würfel hacken. Die Brühe in einem Topf zum Kochen bringen. In einem separaten Topf die Hälfte der Butter zerlassen und darin die Zwiebeln und Pilze andünsten. In einem weiteren Topf die restliche Butter zerlassen und das Sojamehl unterheben. Nach und nach die Brühe in diesen Topf hinzugeben und kurz aufkochen lassen. Wenn eine cremige Konsistenz entstanden ist, die Zwiebeln und Pilze unterheben.

Die Petersilie dazu mischen und die Suppe nach Belieben mischen. Alles noch ein paar Minuten weiter köcheln lassen.

Snack

Spicy Nuss-Mix

Zubereitungszeit: 25 Minuten

Nährwerte (komplett):

- ✓ **Kalorien: 2086 kcal**
- ✓ **Fett: 181 g**
- ✓ **Eiweiß: 69,8 g**

Zutaten:

- ✓ 100 g Mandeln
- ✓ 100 g Cashewkerne
- ✓ 75 g Walnüsse
- ✓ 50 g Sonnenblumenkerne
- ✓ 1 EL Avocado-Öl
- ✓ 1 TL Paprikapulver
- ✓ 1 TL Chili-Flocken
- ✓ 1/2 TL Salz
- ✓ 1 Prise Knoblauchpulver

Zubereitung:

Den Backofen auf 175° vorheizen und ein Backblech mit Backpapier auslegen. Alle Nüsse und Kerne vermischen und auf das Backblech verteilen. Die Nüsse für 10-15 Minuten im Ofen rösten und jeweils nach 5 Minuten wenden. Während dessen Öl, Gewürze und Salz miteinander mischen. Die Nüsse aus dem Ofen holen und ein wenig abkühlen lassen. Anschließend in eine große Schüssel füllen und die Nüsse mit der Gewürzmischung vermengen. Vollständig abkühlen lassen. Die Nüsse sind einige Tage in einer luftdichten Dose haltbar.

Tag 5

Frühstück

Chia Müsli

Zubereitungszeit: 60 Minuten

Nährwerte:

- **Kalorien: 347 kcal**
- **Fett: 30,6 g**
- **Eiweiß: 11,3 g**

Zutaten:

- ✓ 150 g Mandeln
- ✓ 20 g Mandeln, gehobelt
- ✓ 50 g Pekannüsse
- ✓ 60 g Paranüsse
- ✓ 70 g Sonnenblumenkerne
- ✓ 25 g Chiasamen
- ✓ 30 g Hanfsamen
- ✓ 65 g Kürbiskerne
- ✓ 30 g Leinsamen

- ✓ 60 g Kokoschips
- ✓ 250 g Blaubeeren
- ✓ 60 ml Kokosöl
- ✓ 1 TL Vanillepulver
- ✓ 25 g Collagen
- ✓ 1 Eiweiß
- ✓ 30 g Erythrit
- ✓ Salz

Zubereitung:

Zu allererst den Ofen auf 150 °C vorheizen. Die Pekannüsse, die Mandeln und die Paranüsse grob hacken und in eine Rührschüssel geben. Dann die Chiasamen, Kürbiskerne, Sonnenblumenkerne, Leinsamen und Hanfsamen hinzufügen. Dann Vanille, Collagen, Erythrit und Salz zur Mischung dazugeben.

¾ der Blaubeeren in einem Standmixer mixen, bis alles eine glatte Masse ergibt.

Eiweiß, Kokosnussöl und die pürierten Blaubeeren hinzugeben und alles gut durchmischen. Die Mischung anschließend gleichmäßig auf einem Backblech verteilen und die Masse mit den restlichen Blaubeeren bestreuen.

Alles im Ofen für ca. 35 Minuten backen. Die Kokoschips dazugeben und für weitere 8 Minuten backen. Das

Backblech aus dem Ofen nehmen und abkühlen lassen. Alles mit einer Gabel aufbrechen und abkühlen lassen.

Mit Joghurt oder Milch nach Wahl servieren. Das Müsli ist bis zu 5 Tage im Kühlschrank haltbar.

Mittagessen

Geröstete Champignons

Zubereitungszeit: ca. 20 Minuten

Nährwerte:

- ✓ **Kalorien: 237 kcal**
- ✓ **Fett: 21,4 g**
- ✓ **Eiweiß: 6,8 g**

Zutaten für geröstete Champignons:

- ✓ 400 g Champignons
- ✓ 1 1/2 TL geräucherte Paprika
- ✓ 1/2 TL Salz
- ✓ 45 ml Olivenöl
- ✓ 15 g Petersilie
- ✓ 1 EL Sesamsaat

Zutaten für das Tahini Dressing:

- ✓ 30 g Tahini
- ✓ 30 ml Wasser, warm
- ✓ 1/8 TL Knoblauchpulver

- ✓ 30 ml Zitronensaft
- ✓ 1/4 TL Salz

Zubereitung:

Zu allererst den Backofen auf 200 °C vorheizen. Die Champignons zunächst waschen, dann halbieren und mit Öl, Paprika und Salz auf ein Backblech mit Backpapier geben. Die Pilze mit der Gewürzmischung bedecken und für 15 Minuten im Ofen backen. Nach der Hälfte der Zeit die Pilze wenden, um eine gleichmäßige Bräunung zu garantieren.

Zwischenzeitlich das Tahini-Dressing vorbereiten. Dafür alle Zutaten in einem Glas oder in einer Schüssel miteinander mixen.

Anschließend die Pilze aus dem Ofen nehmen und dann die Petersilie unterrühren. Alles auf einem Teller geben und gemeinsam mit dem Dressing, Sesam und Petersilie servieren.

Abendessen

Lachs auf Spinat

Zubereitungszeit: 30 Minuten

Nährwerte:

- ✓ **Kalorien: 813 kcal**
- ✓ **Fett: 72,6 g**
- ✓ **Eiweiß: 34 g**

Zutaten:

- ✓ 125 g Spinat
- ✓ 150 g Lachsfilet
- ✓ 1 EL Kokosmilch oder Sahne
- ✓ 2 EL Olivenöl
- ✓ Pfeffer und Salz

Zutaten für die Hollandaise Sauce

- ✓ 30 g Butter
- ✓ 1 Eigelb
- ✓ 1 Messerspitze Senf
- ✓ 15 ml Zitronensaft und Prise Salz

Zubereitung:

Im ersten Schritt den Backofen auf 200 °C vorheizen. Den Lachs in eine passende Auflaufform legen und mit der Hälfte des Olivenöls beträufeln. Den Fisch mit Pfeffer und Salz würzen und in den Ofen geben. Für 20-25 Minuten kochen lassen.

Zwischenzeitlich den Spinat waschen und mit einem Papiertuch trocken tupfen.

Das restliche Olivenöl in eine Pfanne geben und die Pfanne auf mittlere Hitze erhitzen. Den Spinat hinzufügen, ausreichend salzen und für ungefähr 5 Minuten kochen. Dann die Kokosmilch hinzugeben. Den Topf von der Hitze entfernen und beiseitestellen. Währenddessen die Sauce Hollandaise vorbereiten.

Alle Zutaten erst bei Raumtemperatur weiterverarbeiten. Das Eiweiß vom Eigelb entfernen. Die Butter mit einem Wasserbad langsam zum Schmelzen bringen und beiseitestellen. Sie sollte warm und nicht zu heiß sein. Dann das Eigelb mit Wasser, Zitronensaft, Senf und Salz vermengen.

Einen Topf mit einer Tasse Wasser befüllen und zum Kochen bringen. Bei mittlerer Hitze die Schüssel mit der Eigelbmischung auf den Topf stellen und weiter vermischen. Das Wasser sollte den Boden der Schüssel dabei nicht berühren. Solange weiter mischen, bis es anfängt anzudicken. Die geschmolzene Butter dann langsam in die Mischung hinzufügen, bis alles anfängt einzudicken. Unter stetigem Rühren Verklumpungen vermeiden. Die Hollandaise mit Wasser verdünnen, bis sie die gewünschte Konsistenz aufweist. Wenn die Sauce verklumpen sollte, in einen Mixer packen und mixen, bis alles wieder glatt ist.

Dann den Lachs aus dem Ofen entfernen und für 5 Minute abkühlen lassen. Den Rahmspinat auf einen Teller legen und den Lachs darauf platzieren. Die Sauce Hollandaise darüber geben.

Tag 6

Frühstück

Frischkäse-Pancakes

Zubereitungszeit: 20 Minuten

Nährwerte:

- ✓ **Kalorien: 271 kcal**
- ✓ **Fett: 22 g**
- ✓ **Eiweiß: 16 g**

Zutaten:

- ✓ 30 g Frischkäse
- ✓ 4 mittelgroße Eier
- ✓ 1 Prise Zimt
- ✓ 60 g Heidelbeeren
- ✓ 1 EL Kokosöl

Zubereitung:

Alle Zutaten mit einem Handrührgerät vermengen und zu einem glatten Teig verarbeiten. Die Pancakes dann in einer großen, heißen Pfanne mit Kokosöl ausbacken.

Bei Bedarf und nach Belieben mit Früchten, wie zum Beispiel Himbeeren, garnieren.

Mittagessen

Brokkoli mit Tiroler Speck

Zubereitungszeit: 30 Minuten

Nährwerte:

- ✓ **Kalorien: 402 kcal**
- ✓ **Fett: 16 g**
- ✓ **Protein: 8 g**

Zutaten:

- ✓ 1 kg Brokkoli
- ✓ 1 Zwiebel
- ✓ 100 g Tiroler Speck
- ✓ 70 g Mandelmus, weiß
- ✓ Wasser
- ✓ frisch gemahlener schwarzer Pfeffer
- ✓ Salzflocken

Zubereitung:

Zuerst die Brokkoli-Röschen vom Strunk abtrennen. Dann einen Topf mit Wasser füllen und die Röschen bissfest darin garen. Röschen in einem Sieb abtropfen lassen. Während der Brokkoli kocht, die Zwiebeln häuten und in Würfel schneiden. Den Speck Tiroler Speck ebenfalls in feine Würfel schneiden. Das Mandelmus in eine Schüssel geben und mit Wasser aufgießen und darin glattrühren. Eine große Pfanne erwärmen. Den Speck dann dazu geben und kurz braun werden lassen. Das Fett läuft gut aus dem Speck aus.

Jetzt die Zwiebeln dazugeben und zusammen mit dem Speck in der Pfanne bräunen lassen. Anschließend das Mandelmus zur Speck-Zwiebel Mischung geben. Erneut alles verrühren, das restliche Wasser hinzufügen und mit Pfeffer und Salz abschmecken. Die Brokkoli-Röschen in eine große Schüssel umfüllen und die Speck-Mandelmus-Sauce darüber schütten.

Abendessen

Hähnchen-Salat

Zubereitungszeit: 35 Minuten

Nährwerte:

- ✓ **Kalorien: 581 kcal**
- ✓ **Fett: 43,8 g**
- ✓ **Eiweiß: 38,7 g**

Zutaten:

- ✓ 280 g Hühnerbrust
- ✓ 90 g Bacon
- ✓ 120 g gemischter Salat
- ✓ 60 ml Keto Ranch Dressing
- ✓ Butter, Ghee oder Kokosöl
- ✓ 200 g Avocado
- ✓ Salz, Pfeffer

Für das schnelle Ranch Dressing:

- ✓ 45 g Mayonnaise
- ✓ 3 TL Zitronen Saft, frisch

- ✓ 3 TL getrocknete Petersilie
- ✓ 1 gestrichener TL Knoblauchpulver
- ✓ 1 gestrichener TL Zwiebelpulver
- ✓ Salz, Pfeffer

Zubereitung:

Zunächst den Backofen auf 200 °C vorheizen. Dann die Hähnchenbrust von allen Seiten mit Salz und Pfeffer würzen. Eine Pfanne in passender Größe einfetten und die Hähnchenbrust darin braten. Für ca. 5 Minuten goldbraun und knusprig braten – das Huhn solange wenden, bis beide Seiten gleich gegart sind.

Sobald das Hähnchen fertig ist, aus der Pfanne nehmen und ruhen lassen.

Den Speck auf ein Backblech mit Backpapier ausbreiten und für 10 Minuten backen, bis er knusprig ist.

Dann die Avocado und das Hähnchen in Scheiben schneiden. Den Salat zusammenstellen. Dabei mit grünen Blättern beginnen und Avocado, Bacon und Hähnchen hinzufügen. Die Portionen gleichmäßig mit Ranch Dressing versehen.

Tag 7

Frühstück

Asia-Rührei

Zubereitungszeit: 20 Minuten

Nährwerte (pro Portion):

- ✓ **Kalorien: 200 kcal**
- ✓ **Fett: 12 g**
- ✓ **Proteine: 15 g**

Zutaten:

- ✓ 20 g Ingwer (1 Stück)
- ✓ ½ Bund Frühlingszwiebeln
- ✓ 3 Eier
- ✓ ½ rote Chilischote
- ✓ ½ Stange Zitronengras
- ✓ 3 EL Kokosmilch
- ✓ Salz
- ✓ 100 g Sprossen (z. B. Sojasprossen)
- ✓ ½ Limette

Zubereitung:

Den Ingwer zunächst schälen und in feine Würfel hacken. Dann die Frühlingszwiebeln waschen und in feine Ringe schneiden. Die Chilischote längs halbieren, entkernen, waschen und fein hacken. Den Wurzelansatz und die harten äußeren Blätter vom Zitronengras entfernen. Dann die unteren 5 cm der Stange fein hacken.

Die Eier mit der Kokosmilch verquirlen und nach Belieben mit Salz würzen. Den Ingwer, die Frühlingszwiebeln, den Chili und das Zitronengras unterrühren.

Die Eimasse in einer Pfanne bei wenig Hitze fest werden lassen. Dabei die Eimasse immer wieder vom Pfannenrand aus zur Mitte mit einem Pfannenwender durchziehen. Die Sprossen in einem Sieb gut abspülen und abtropfen lassen.

Die Limettenhälfte in Spalten oder Stücke schneiden. Das fertige Rührei mit Sprossen und Limettenspalten anrichten.

Mittagessen

Milchreis

Zubereitungszeit: 30 Minuten

Nährwerte:

- ✓ **Kalorien: 179 kcal**
- ✓ **Fett: 15,8 g**
- ✓ **Eiweiß: 1,2 g**

Zutaten für den Milchreis:

- ✓ 200 g Konjak Reis
- ✓ 50 ml Wasser
- ✓ 100 ml Sahne
- ✓ 2 EL MCT-Öl
- ✓ 50 ml Mandelmilch
- ✓ 1 TL Johannisbrotkernmehl
- ✓ 2 EL Xylit
- ✓ Zimt
- ✓ 1/2 Vanilleschote

Zutaten für das Kompott:

- ✓ 90 g Pflaumen, Wasser, Zimt, Erythrit

Zubereitung:

Zunächst den Reis in einem Sieb mit Wasser gut abspülen und danach im Topf braten, bis er komplett trocken ist. Die Mandelmilch mit Sahne und Wasser zusammen mit dem Johannisbrotkernmehl als Bindemittel gut verrühren.

Den Konjakreis und das Milchgemisch in einen Topf geben und für knapp 3 Minuten köcheln lassen, bis die gewünschte Konsistenz erreicht wurde. Dann den aufkochenden Milchreis mit Xylit süßen und mit MCT-Öl auffetten. Die Vanilleschote mit einem Messer vorsichtig auskratzen und mit dem Zimt zum Milchreis dazugeben. Dann alles abschmecken und vorher gut verrühren.

Für das Kompott alle oben angegebenen Zutaten in einen Topf geben und einkochen.

Abendessen

Salat mit Garnelen, Ei und Bacon

Zubereitungszeit: 25 Minuten

Nährwerte:

- ✓ **Kalorien: 618 kcal**
- ✓ **Fett: 46 g**
- ✓ **Eiweiß: 43 g**

Zutaten:

- ✓ 6 Streifen Bacon
- ✓ 1 mittelgroße(s) rote Zwiebeln
- ✓ 120 g Champignon(s)
- ✓ 200 g Garnelen
- ✓ Salz und Pfeffer
- ✓ 1 Schuss Olivenöl
- ✓ 2 EL Pinienkerne
- ✓ 3 EL Rotweinessig und 1 EL Senf
- ✓ 2 mittelgroße(s) Ei(er)
- ✓ 200 g Baby-Spinat

Zubereitung:

Bei mittlerer Hitze den Speck für 3-5 Minuten in einer Pfanne anbraten, bis er ganz knusprig ist. Dann nur den Speck entfernen und auf einem Küchenpapier abtropfen lassen.

Die Zwiebel schälen und in Ringe schneiden. Die Champignons säubern und ebenfalls in Scheiben schneiden. Beides zusammen für 3 Minuten in der Pfanne bräunen, dann aus der Pfanne holen und beiseitestellen. Die Garnelen mit Pfeffer und Salz würzen, dann wenn gewünscht Olivenöl in die Pfanne geben und gemeinsam mit den Pinienkernen bei mittlerer Hitze anbraten, bis sie fest und rosa sind. Dann den Rotweinessig und den Senf miteinander vermischen und die Garnelen darin wälzen. Alles mit Salz und Pfeffer abschmecken.

Die Eier hart kochen und währenddessen den Spinat gründlich waschen. Auf Teller anrichten und die Zutaten alle dazugeben. Mit den in Scheiben geschnittenen Eiern garnieren und die restliche Sauce aus der Pfanne als Dressing nutzen, wenn gewünscht.

Snack

Mini-Zimt-Donuts

Zubereitungszeit: 30 Minuten

Nährwerte:

- ✓ **Kalorien: 302 kcal**
- ✓ **Fett: 26,2 g**
- ✓ **Proteine: 6,2 g**

Zutaten:

- ✓ 250 ml kaltes Wasser
- ✓ 90 g Kokosöl geschmolzen
- ✓ 50 g gemahlener gelber Leinsamen
- ✓ 85 g Kokosmehl
- ✓ 70 g Kokosraspel
- ✓ 110 g Stevia-Erythrit
- ✓ 1 1/2 TL Zimt
- ✓ 1/2 TL Natron
- ✓ 1 Ei
- ✓ Gemahlene Vanille

Zubereitung:

Einen Minidonutmaker vorheizen, alternativ den Ofen.

Alle trockenen Zutaten gut miteinander vermischen. Die Leinsamen mit dem kalten Wasser verrühren und diese Masse für ca. 10 Minuten dann in den Gefrierschrank stellen. Zwischenzeitlich das geschmolzene Kokosöl zur Trockenmischung geben und alles miteinander verrühren. Die Leinsamen-Wasser-Mischung aus dem Gefrierschrank holen und dann das Ei unterschlagen.

Die Masse mit dem Kochlöffel unter die Kokosölmasse geben, damit ein geschmeidiger Teig entsteht.

Jetzt Teigstücke abstechen und mit den Händen zu Kugeln formen. In die Donutmulden oder das Backblech geben. Im Donutmaker brauchen die Donuts ca. 8 Minuten. Im Backofen bei 180 °C ca. 15 -20 Minuten.

Tag 8

Frühstück

Spiegelei mit Spinat

Zubereitungszeit: ca. 20 Minuten

Nährwerte (pro Portion):

- ✓ **Kalorien: 355 kcal**
- ✓ **Fett: 29 g**
- ✓ **Proteine: 19 g**

Zutaten:

- ✓ 800 g frischer Blattspinat
- ✓ 2 Schalotten
- ✓ 4 Eier
- ✓ 1 Knoblauchzehe
- ✓ 4 EL Olivenöl
- ✓ Salz und Pfeffer aus der Mühle
- ✓ Muskat
- ✓ 80 g Parmesan (1 Stück)
- ✓ 100 g Schlagsahne

Zubereitung:

Den Backofen auf 180 °C Umluft vorheizen. Den Spinat putzen. Die Schalotten und den Knoblauch zuerst schälen und dann fein hacken. 4 Portionsförmchen mit 1 EL Olivenöl bestreichen. Das restliche Olivenöl in einer Pfanne erhitzen. Die Knoblauch- und Schalottenwürfel hinzufügen und 2 Minuten bei mittlerer Hitze anbraten. Den Spinat hinzufügen und zugedeckt bei mittlerer Hitze andünsten lassen, bis er zusammenfällt. Mit Pfeffer, Salz und Muskat würzen.

Den Parmesan reiben, die Sahne und die Hälfte des Parmesans dem Spinat unterheben. Anschließend den Spinat in die Auflaufformen geben, eine Vertiefung in den Spinat drücken und in die jeweiligen Vertiefungen jeweils ein Ei aufschlagen. Eier und Spinat mit dem restlichen Parmesan bestreuen.

Alles in den vorgeheizten Backofen für 10-15 Minuten backen, bis das Eiweiß fest wird. Alles mit Salz und Pfeffer würzen und servieren.

Mittagessen

Cremige Gemüsesuppe

Zubereitungszeit: 20 Minuten

Nährwerte:

- ✓ **Kalorien: 223 kcal**
- ✓ **Fett: 19,6 g**
- ✓ **Eiweiß: 4 g**

Zutaten:

- ✓ 700 g Blumenkohl
- ✓ 500 g Zucchini
- ✓ 500 ml Wasser
- ✓ 1 Knoblauchzehe
- ✓ 70 g Zwiebel
- ✓ 80 g Selleriestangen
- ✓ 500 ml Hühnerbrühe
- ✓ 1 TL Thymian
- ✓ 30 g Butter
- ✓ 1/2 TL Zwiebelpulver

- ✓ Salz und Pfeffer
- ✓ 240 ml Sahne
- ✓ 60 ml Olivenöl

Zubereitung:

Das Gemüse waschen und die grünen Teile des Blumenkohls entfernen. Einzelne Röschen abtrennen. Die Zucchini und den Sellerie zerhacken. Den Knoblauch und die Zwiebel schälen und fein hacken. Die Butter in einem Topf erhitzen, darin die Zwiebel und den Knoblauch anbraten, bis die Stücke glasig werden. Die zerkleinerten Blumenkohl-Röschen, den Sellerie, die Zucchini und den Blumenkohl gemeinsam mit den Gewürzen in den Topf geben.

Die Brühe und das Wasser dazugeben und mit dem Gemüse zum Kochen bringen. Einen Deckel auf den Topf geben und die Temperatur reduzieren. Das Gemüse für ca. 15 Minuten so lange kochen, bis es weich ist. Den Topf vom Herd nehmen und alles mit einem Stabmixer pürieren, bis die Suppe eine glatte Masse ergibt. Anschließend Sahne hinzufügen und erneut erwärmen.

Alles mit etwas Olivenöl und einem Zweig Thymian servieren.

Abendessen

Käsenocken

Zubereitungszeit: 30 Minuten

Nährwerte (je 100 g):

- ✓ **Kalorien: 243 kcal**
- ✓ **Fett: 12 g**
- ✓ **Protein: 28 g**

Zutaten:

- ✓ 2 Eier
- ✓ 85 g Proteinpulver neutral
- ✓ 1 Packung Weinsteinbackpulver
- ✓ 150 g Ricotta
- ✓ Salz, Knoblauchpulver, Zwiebelpulver
- ✓ 100 g geriebener Parmesan
- ✓ Öl

Zubereitung:

Die Eier, Ricotta, den geriebenen Parmesan, das Back- und Proteinpulver gut miteinander verrühren. Die Masse mit dem Salz, dem Knoblauch- und Zwiebelpulver würzen und etwa 10 Minuten stehen lassen.

Öl in einem kleinen Topf erhitzen, dabei genügend Öl hineingeben, dass die Kugeln später darin schwimmen können.

Den Teig dann zu murmelgroßen Bällchen formen.

Jeweils 3 bis 4 Bällchen ins heiße Öl geben. Die Bällchen dann goldbraun frittieren. Wenn sie eine schöne Farbe angenommen haben, mit einer Lochkelle aus dem Topf holen und auf Küchenpapier abtropfen lassen.

Auf diese Weise den ganzen Teig frittieren.

Snack

Vanille-Grieß-Creme

Zubereitungszeit: 15 Minuten

Nährwerte:

- ✓ **Kalorien: 190 kcal**
- ✓ **Fett: 16 g**
- ✓ **Protein: 7 g**

Zutaten:

- ✓ 30 g Proteinpulver Vanille
- ✓ 250 g Blumenkohl
- ✓ 100 ml Schlagsahne
- ✓ 100 g Mascarpone
- ✓ 100 g Stevia-Erythrit
- ✓ Vanillearoma
- ✓ Zimt, Vanillepulver

Zubereitung:

Den Blumenkohl in Röschen zerteilen. Dann die Röschen in ungesalzenem Wasser für circa 5 Minuten kochen.

Den Stevia-Erythrit gemeinsam mit der Vanille zu feinem

Pulver mahlen.

Das Kochwasser abgießen und den Blumenkohl abkühlen lassen.

Den abgekühlten Blumenkohl in einem Food-Processor durchmixen.

Den Mascarpone mit dem Proteinpulver, dem Aroma, dem Zimt, der Süße sowie der flüssigen Schlagsahne gut durchmixen.

Den Blumenkohl untermengen und zu einer homogenen Masse verrühren.

Die Griescreme anschließend noch mit Zimt und/oder Vanille abschmecken, Gläschen füllen und im Kühlschrank durchziehen lassen.

Tag 9

Frühstück

Käse-Pilz-Omelette

Zubereitungszeit: 10 Minuten

Nährwerte:

- ✓ **Kalorien: 318 kcal**
- ✓ **Fett: 24 g**
- ✓ **Eiweiß: 23 g**

Zutaten:

- ✓ 1 mittelgroße Schalotte
- ✓ 80 g Champignons
- ✓ 1/4 Bund Petersilie
- ✓ 1/2 EL Rapsöl
- ✓ 2 mittelgroße Eier
- ✓ Pfeffer und Salz
- ✓ 30 g geriebener Mozzarella

Zubereitung:

Die Schalotte fein würfeln, die Champignons waschen und in Scheiben schneiden. Die Petersilie klein hacken.

Dann die Eier miteinander verquirlen und mit Pfeffer und Salz würzen sowie die Petersilie beimengen.

Das Öl in einer beschichteten Pfanne erhitzen. Die Zwiebeln und Pilze für rund 3 Minuten darin scharf anbraten, dann die Ei-Masse dazugeben und die Hitze reduzieren. Den Käse darüber geben und bei mittlerer Hitze alles stocken lassen.

Sobald die Unterseite fertig gestockt ist, Omelette mit einem Holzspatel zur Hälfte oder einmal ganz zusammen umklappen.

Mittagessen

Mandel-Kabeljau mit Tomaten

Zubereitungszeit: 30 Minuten

Nährwerte:

- ✓ **Kalorien: 438 kcal**
- ✓ **Fett: 26 g**
- ✓ **Eiweiß: 43 g**

Zutaten:

- ✓ 175 g Kabeljau
- ✓ 1/4 TL Salz
- ✓ 1/4 TL Pfeffer
- ✓ 4 Zweige Thymian
- ✓ 20 g Mandelblättchen
- ✓ 1/2 mittelgroße(s) Zitrone(n)
- ✓ 150 g Kirschtomate(n)
- ✓ 1/2 Bund Basilikum
- ✓ 1 EL Olivenöl

Zubereitung:

Zuerst den Ofen auf 220 °C vorheizen. Dann das Olivenöl in einer Pfanne auf mittlerer Stufe erhitzen. Mit Pfeffer und Salz den Fisch würzen und von jeder Seite für 2-3 Minuten scharf anbraten.

Den Thymian von den Zweigen zupfen und hacken. Zusammen mit den Mandelblättern über den Fisch verteilen. Die Zitrone waschen und in Scheiben schneiden. Die Tomaten ebenfalls waschen und mit der Zitrone zusammen in die Pfanne geben. Alles zusammen in den Ofen stellen, bis die Tomaten aufplatzen und der Fisch gar ist. Währenddessen das Basilikum klein schneiden und als Dekoration zum Servieren verwenden.

Abendessen

Caprese mit Pesto

Zubereitungszeit: 15 Minuten

Nährwerte:

- ✓ **Kalorien: 527 kcal**
- ✓ **Fett: 45 g**
- ✓ **Protein: 27 g**

Zutaten für das Pesto:

- ✓ 40 g frisches Basilikum
- ✓ 80 g Olivenöl
- ✓ 50 g frisch geriebener Parmesan
- ✓ 50 g Pinienkerne
- ✓ 1 Knoblauchzehe, gepresst
- ✓ Salz

Zutaten für den Caprese:

- ✓ 125 g Mozzarella
- ✓ 70 g Tomate
- ✓ 10 g Olivenöl

- ✓ Salz, Pfeffer
- ✓ 1 bis 2 EL Pesto

Zubereitung:

Die Pinienkerne in einer Pfanne ohne Fett hellbraun anbraten. Für später beiseitestellen. Das Basilikum dann gemeinsam mit der Hälfte des Olivenöls und den Pinienkernen pürieren. Das restliche Olivenöl hinzugeben und unterrühren. Dann den Knoblauch mit dem geriebenen Parmesan untermengen und das Pesto mit dem Salz würzen.

Für das Caprese die Tomaten waschen und mit einem Messer in dünne Scheiben schneiden. Den Mozzarella in dünne Scheiben schneiden. Jetzt den Käse und die Tomate abwechselnd auf dem Teller schichten. Alles salzen, pfeffern und mit dem Olivenöl beträufeln. Als Letztes das Pesto nach Belieben auf das Caprese geben.

Snack

Mousse au Chocolat

Zubereitungszeit: 20 Minuten

Nährwerte:

- ✓ **Kalorien: 261,1 kcal**
- ✓ **Fett: 23,9 g**
- ✓ **Protein: 5,3 g**

Zutaten:

- ✓ 50 g Milchschokolade zuckerfrei
- ✓ 2 EL Rum
- ✓ 250 g Schlagsahne
- ✓ 2 EL heißes Wasser
- ✓ 3 Eier getrennt
- ✓ 30 g Stevia-Erythrit
- ✓ 100 g dunkle Schokolade 85 %
- ✓ 15 Stück Süßstofftabletten
- ✓ 250 ml Schlagsahne
- ✓ 1 EL Kakao

- ✓ etwas gemahlene Vanille

Zubereitung:

Zunächst den Erythrit mit dem Süßstoff und der Vanille fein mahlen, unter Zuhilfenahme einer Kaffeemühle zum Beispiel. Dann die Schokolade in einem Topf auf geringer Stufe schmelzen und für später beiseitestellen. Anschließend das Eiweiß mit der Hälfte des Süßmix cremig schlagen und ebenfalls für später wegstellen.

Jetzt die Eidotter mit dem restlichen Süßmix und heißem Wasser cremig aufschlagen, dann den Kakao untermixen. Die Schlagsahne steif schlagen und 1/3 der geschlagenen Schlagsahne und des Eischnees mit der Dottercreme vermengen. Nun die geschmolzene Schokolade unter die Eicreme heben, bis die ganze Masse schoko-braun wird.

Die restliche Schlagsahne mit einem Schneebesen unterheben, dann den Eischnee unterheben. Es sollte eine homogene, gleichmäßige Masse entstehen. Diese nun in eine Schüssel umfüllen, mit Klarsichtfolie abdecken und für 2 Stunden im Kühlschrank ziehen lassen.

Nach Belieben servieren.

Tag 10

Frühstück

Tomaten-Mozzarella-Omelette

Zubereitungszeit: ca. 10 Minuten

Nährwerte:

- ✓ **Kalorien: 398 kcal**
- ✓ **Fett: 30 g**
- ✓ **Eiweiß: 27 g**

Zutaten:

- ✓ 30 ml Milch
- ✓ 2 Eier
- ✓ 100 g Cocktailtomaten
- ✓ 1/2 Kugel Mozzarella
- ✓ 1 TL Petersilie
- ✓ 1 TL Butter
- ✓ Pfeffer und Salz

Zubereitung:

Die Tomaten vierteln und den Mozzarella in feine Scheiben schneiden. Anschließend die Eier mit der Milch verquirlen und die Petersilie untermengen. In eine Pfanne die Butter geben und die Eiermasse darin stocken lassen. Anschließend die Tomaten und den Mozzarella hinzufügen. Nach Belieben mit Pfeffer und Salz würzen. Die Masse 3 bis 5 Minuten weiter stocken lassen.

Mittagessen

Blumenkohl-Creme-Suppe

Zubereitungszeit: ca. 15 Minuten

Nährwerte:

- ✓ **Kalorien: 489 kcal**
- ✓ **Fett: 37 g**
- ✓ **Protein 31 g**

Zutaten:

- ✓ 200 g Blumenkohl
- ✓ 50 g Speck
- ✓ 300 ml Brühe
- ✓ 30 g Parmesan
- ✓ 50 ml Sahne
- ✓ 1 TL Butter
- ✓ Salz (z. B. Azafran rosa Himalaja Salz aus Pakistan)
- ✓ Pfeffer (z. B. Wagner Gewürze schwarzer Pfeffer gemahlen)
- ✓ Muskatnuss (z. B. Achterhof Muskatnuss

gemahlen)

Zubereitung:

Mit etwas Wasser den Blumenkohl gar dünsten. Mit der Sahne und der Brühe den Blumenkohl cremig pürieren. Alles mit Gewürzen nach Belieben abschmecken. In einer Pfanne den Speck gemeinsam mit der Butter knusprig braten. Anschließend den Parmesan reiben oder in feine Scheiben schälen. Die Suppe dann in eine Schüssel umfüllen und mit dem Speck und dem Parmesan garnieren.

Abendessen

Spargel-Eierpfanne

Zubereitungszeit: ca. 20 Minuten

Nährwerte (pro Portion):

- ✓ **Kalorien: 630 kcal**
- ✓ **Fett: 52,2 g**
- ✓ **Eiweiß: 26,4 g**

Zutaten für zwei Portionen:

- ✓ 700 g Spargel, geschält und geschnitten
- ✓ 60 ml Sahne
- ✓ 3 Eier
- ✓ 50 g Cheddar, gerieben
- ✓ 25 g Mandelmus
- ✓ 45 ml Olivenöl nativ extra
- ✓ 1 TL Erythrit
- ✓ 30 g Schnittlauch, klein geschnitten
- ✓ Salz und Pfeffer

Den Spargel in Wasser für 5-6 Minuten kochen. Anschließend abgießen und abdampfen lassen. Zwischendurch die Eier mit Sahne und Mandelmus vermischen und alles mit Salz und Pfeffer abschmecken.

In einem Topf das Öl erhitzen und die Spargelstücke kurz anbraten. Den Erythrit dem Spargel hinzufügen, dann die Eiermischung in den Topf geben. Unter Rühren die Mischung stocken lassen und den Cheddar nach und nach dazugeben und schmelzen lassen. Schließlich den Schnittlauch dazu geben und das fertige Gericht mit Pfeffer und Salz abschmecken.

Snack

Schokolade

Zubereitungszeit: 20 Minuten

Nährwerte (je 100 g):

- ✓ **Kalorien: 675 kcal**
- ✓ **Fett: 68 g**
- ✓ **Protein: 7 g**

Zutaten:

- ✓ 100 g Kakaobutter
- ✓ 40 g Kakaopaste (Kakaomasse)
- ✓ 20 g Milchpulver
- ✓ 50 g Sahnepulver
- ✓ 30 g Stevia-Erythrit
- ✓ 20 Stück Süßstofftabletten
- ✓ gemahlene Vanille
- ✓ Prise Zimt

Zubereitung:

Den Erythrit und den Süßstoff mit der Vanille zu einem feinen Pulver mahlen. Dann Sahne- und Milchpulver mit

Süßmix sowie ggf. Zimt vermischen.

Die Kakaobutter oder die Kakaopaste in einem Topf langsam schmelzen lassen.

Sobald Masse geschmolzen ist, den Topf vom Herd holen und die trockenen Zutaten einrühren und gut glattrühren, sodass keine Klümpchen mehr übrig sind.

Masse einige Minuten ruhen lassen und die Schokolade dann in Formen umfüllen.

Die gefüllten Formen für circa 15 Minuten in den Tiefkühler geben, herausnehmen und umstürzen.

Tag 11

Frühstück

Schnelles Shakshuka

Zubereitungszeit: ca. 15 Minuten

Nährwerte:

- ✓ **Kalorien: 407 kcal**
- ✓ **Fett: 28 g**
- ✓ **Eiweiß: 19 g**

Zutaten:

- ✓ 150 g eingelegte Paprika
- ✓ 5 Tomate(n)
- ✓ 1 Prise Salz und Pfeffer
- ✓ 4 Knoblauchzehen
- ✓ 1 Zwiebel
- ✓ 2 EL Olivenöl
- ✓ 1 EL Tomatenmark
- ✓ 1 1/2 EL Harissa
- ✓ 4 Eier

- ✓ 4 EL griechischer Joghurt

Zubereitung:

Zuerst die Paprika und die Tomaten gemeinsam pürieren. Den Knoblauch schälen und gemeinsam mit dem Salz zu einer Masse zerdrücken. Die Zwiebel schälen und klein würfeln. In einer Pfanne Öl vorsichtig erwärmen, den Knoblauch und die Zwiebeln hinzugeben und unter Rühren garen. Harissa und Tomatenmark hinzufügen und weitergaren. Das Tomaten-Paprikapüree dazugeben und gut umrühren. Die Masse abschmecken.

Die Eier aufschlagen und in der Mitte der Pfanne die Soße beiseiteschieben. Dort die Eier in die Pfanne geben und bei mittlerer Hitze solange kochen, bis das Eiweiß erstarrt. Die Eier nach Belieben pfeffern und salzen.

Mit dem Joghurt toppen und sofort servieren. Bei Bedarf Fladenbrot dazu reichen.

Mittagessen

Caesar Salat

Zubereitungszeit: 25 Minuten

Nährwerte (pro Portion):

- ✓ **Kalorien: 147 kcal**
- ✓ **Fett: 11 g**
- ✓ **Protein: 9 g**

Zutaten für den Salat:

- ✓ 260 g Putenbrustfilet, in mundgerechte Stücke geschnitten
- ✓ Olivenöl zum Braten
- ✓ 1 TL Currypulver
- ✓ 1 hartgekochtes Ei
- ✓ 80 g Cocktailtomaten
- ✓ 60 g Gurke
- ✓ 80 g Rucola
- ✓ 150 g Eisbergsalat
- ✓ 120 g Avocado (Sorte: Hass; entspricht 1 Stück)

Zutaten für das Dressing:

- ✓ 100 g Schmand
- ✓ 50 ml Wasser
- ✓ 30 ml Olivenöl nativ
- ✓ 2 TL Limettensaft, frisch gepresst
- ✓ 30 g Mayonnaise 25 % Fett
- ✓ 1 TL Sardellenpaste
- ✓ 15 g Apfelessig
- ✓ 8 g Stevia-Erythrit
- ✓ Salz, Pfeffer

Zum Bestreuen:

- ✓ 20 g geriebener Parmesan

Zubereitung:

Alle Zutaten für das Dressing gut verrühren und dann beiseitestellen.

Den Eisbergsalat dann in feine Streifen schneiden. Die Avocado halbieren und das Fruchtfleisch entfernen. Das Fruchtfleisch dann in kleine Würfel schneiden. Den Salat und die Avocado gemeinsam mit den fein geschnittenen Gurken, Tomaten und Rucola in eine Schüssel geben und miteinander vermengen.

Fett in einer Pfanne erhitzen und die Putenbrust goldbraun anbraten. Mit Salz, Pfeffer und Currypulver würzen.

Das Dressing über den Salat gießen und untermischen. Dann das gekochte Ei fein hacken und darüber streuen. Anschließend das kross gebratene Fleisch darüber verteilen und mit geriebenem Parmesan bestreuen.

Abendessen

Gnocchi

Zubereitungszeit: 25 Minuten

Nährwerte (pro Portion):

- ✓ **Kalorien: 764 kcal**
- ✓ **Fett: 63 g**
- ✓ **Protein: 35 g**

Zutaten für die Gnocchi:

- ✓ 3 Eier
- ✓ 250 g Ricotta
- ✓ 90 g geriebener Parmesan
- ✓ 6 g Johannisbrotkernmehl
- ✓ 30 g Flohsamenschalen gemahlen
- ✓ eventuell Bambusfasern zum Formen der Gnocchi
- ✓ Salz, Knoblauchpulver, Zwiebelpulver

Zutaten für den Paprikaschaum:

- ✓ 120 g roter Paprika
- ✓ 80 g rote Zwiebel

- ✓ 200 ml Hühnerfond/-suppe
- ✓ 150 g Schlagsahne
- ✓ 2 EL Olivenöl
- ✓ 10 g Kartoffelfasern
- ✓ 1/2 TL Thymian gerebelt

Zutat zum Überbacken und Bestreuen:

- ✓ 50 g geriebenen Parmesan

Zubereitung:

Für die Gnocchi alle trockenen Zutaten in eine Schüssel geben und vermischen.

Den Backofen auf 200 °C Ober-/Unterhitze vorheizen.

Die Eier und den Ricotta dazugeben, alles mit Salz, Knoblauch- und Zwiebelpulver würzen. Zu einem glatten, homogenen Teig mixen. Teig für circa 5 Minuten ruhen lassen.

Zwischenzeitlich in einem großen Topf Wasser zum Kochen bringen, salzen.

Den Teig in drei Teile teilen. Aus jedem Stück eine längliche, daumendicke Rolle formen. Von jeder Teigrolle mit einem Messer etwa 1 cm breite Stückchen abtrennen.

Die Gnocchi in das kochende Salzwasser geben. Jetzt den

Topf von der Herdplatte ziehen, einen Deckel auf den Topf geben und die Gnocchi zugedeckt mindestens 20 Minuten ziehen lassen.

Während die Gnocchi ziehen, den Paprikaschaum zubereiten.

Paprikaschaum:

Die Paprika und die Zwiebel in grobe Stücke schneiden.

Das Olivenöl in einem Topf erhitzen, die Zwiebel dazugeben und hell anschwitzen. Paprikastücke zugeben und beides unter Rühren leicht Farbe annehmen lassen.

Das Gemüse mit dem Hühnerfond und der Schlagsahne aufgießen und für circa 10 Minuten unter Rühren kochen lassen.

Mit einem Pürierstab fein pürieren, bis keine Gemüsestücke mehr übrig sind. Die Sauce dann durch ein Sieb passieren.

Alles zurück in den Topf gießen und mit einem Schneebesen die Kartoffelfasern zur Bindung einrühren. Mit dem Pürierstab nacharbeiten und zu einem luftigen Schaum aufschlagen. Den Thymian dann unterheben.

In einer großen Pfanne etwas Olivenöl erhitzen.

Die Gnocchi mit einer Lochkelle aus dem Wasserbad in die Pfanne geben, dann den gehackten Thymian und Rosmarin darüberstreuen.

Die Gnocchi rundherum knusprig braun anbraten. Nach etwa 5 Minuten sind kompakte, perfekte Gnocchi entstanden.

Gnocchi jetzt in eine Auflaufform geben und mit dem Paprikaschaum übergießen. Nach Belieben alles mit etwas Parmesan bestreuen und im Backofen für circa 10 Minuten backen.

Die Gnocchi aus dem Ofen holen, kurz abkühlen lassen, auf Tellern anrichten und mit restlichem Parmesan bestreut servieren.

Snack

Himbeer-Baiser-Träume

Zubereitungszeit: ca. 2 Stunden

Nährwerte:

- ✓ **Kalorien: 134 kcal**
- ✓ **Fett: 7,8 g**
- ✓ **Eiweiß: 7,9 g**

Zutaten Himbeer Curd:

- ✓ 300 g Himbeeren, gefroren
- ✓ 15 ml Zitronensaft
- ✓ 4 Eigelb und 1 TL Zitronenzesten
- ✓ 60 g Pudererythrit
- ✓ 15 Tropfen Stevia
- ✓ 1 TL Gelatine (Pulver, in 2 EL Wasser quellen)
- ✓ 15 g Butter oder Kokosöl

Zutaten für das Baiser:

- ✓ 4 Eiweiß
- ✓ 30 g Pudererythrit

- ✓ 1/4 TL Backpulver

Zubereitung:

Die Himbeeren zusammen mit Stevia und den Zitronenschalen in einen Topf geben. Dann den Zitronensaft hinzufügen und für 5 Minuten alles kochen.

Die Himbeermischung in ein feinmaschiges Sieb geben und dann passieren. Das Himbeerpüree in den sauberen Topf zurück schütten alles beiseitestellen.

Das Eigelb vom Eiweiß trennen. Die Eigelbe miteinander verquirlen und die Gelatine hinzufügen und alles miteinander vermengen, bis keine Klumpen mehr zu sehen sind. Die Eigelbmischung zu den Himbeeren geben und gut vermengen. Die Masse bei mittlerer Hitze erwärmen, bis die Mischung Blasen wirft. Sobald Blasen zu sehen sind den Topf vom Herd nehmen und die Butter unter Rühren dazugeben, bis sie geschmolzen ist.

Förmchen parat stellen. Das Himbeeren Curd dann gleichmäßig auf die Gläser verteilen und zum Kühlen in den Kühlschrank stellen.

Zwischenzeitlich den Ofen auf 175 °C vorheizen.

Das Eiweiß mit dem Schneebesen schlagen und Backpulver hinzufügen. Den Erythrit Teelöffel für Teelöffel hinzugeben und darauf achtgeben, dabei weiter mit dem Schneebesen die Masse zu schlagen, bis sich steife Spitzen bilden.

Das Curd aus dem Kühlschrank holen und das Baiser darüber geben. Alles auf ein Backblech stellen und für 15-20 Minuten in den Ofen stellen, bis das Baiser gebräunt ist.

Dann aus dem Ofen nehmen und abkühlen lassen.

Tag 12

Frühstück

Muffin Brötchen

Arbeitszeit: 30 Minuten

Nährwerte (je Muffin):

- ✓ **Kalorien: 33 kcal**
- ✓ **Fett: 2 g**
- ✓ **Proteine: 2 g**

Zutaten:

- ✓ 60 g Frischkäse
- ✓ 3 Eier
- ✓ 10 g Kokosmehl
- ✓ 15 g Flohsamenschalen

Zubereitung:

Während der Ofen auf 150 °C vorheizt, die Eier trennen und das Eiweiß steif schlagen. Das getrennte Eigelb mit den übrigen Zutaten vermengen und anschließend unter den Eischnee heben.

Den Muffin-Teig anschließend in ein Muffin-Blech portionieren und im Ofen für ca. 20 Minuten backen.

Mittagessen

Spargel Muffins

Zubereitungszeit: 1 h

Nährwerte (pro Portion):

- ✓ **Kalorien: 160 kcal**
- ✓ **Fett: 13 g**
- ✓ **Protein: 10 g**

Zutaten:

- ✓ 200 g Spargel frisch
- ✓ 45 ml Sahne
- ✓ 120 g Frischkäse
- ✓ 400 g Eier (entspricht 8 Eiern)
- ✓ 20 g Parmesan
- ✓ 60 g Mozzarella gerieben
- ✓ 1/2 TL Salz
- ✓ 1/4 TL Pfeffer

Zubereitung:

Zum Anfang zwei Muffin-Bleche bereitstellen und einfetten bei Bedarf und den Ofen auf 160 °C Umluft vorheizen.

Dann die Spargel sorgfältig waschen und schälen, anschließend in ca. 1 cm lange Stückchen zerteilen. Den Frischkäse mit den Eiern, der Sahne, dem Parmesankäse, sowie Salz und Pfeffer zu einem Teig vermengen. Den Teig in die Förmchen verteilen und den Spargel hinzufügen.

Den Mozzarella darüber streuen und für ca. 20 Minuten im Ofen backen.

Die Muffins aus dem Ofen nehmen und abkühlen lassen.

Abendessen

Hähnchen auf Spinat-Feta-Bett

Zubereitungszeit: ca. 30 Minuten

Nährwerte:

- ✓ **Kalorien: 563 kcal**
- ✓ **Fett: 39 g**
- ✓ **Eiweiß: 44 g**

Zutaten:

- ✓ 1 Zehe Knoblauch
- ✓ 1/2 mittelgroße(s) Zwiebel(n)
- ✓ 250 g Blattspinat (frisch oder TK)
- ✓ 120 g Hähnchenbrust
- ✓ 50 g Feta
- ✓ 2 EL Rapsöl
- ✓ Salz und Pfeffer

Zubereitung:

Den Knoblauch zunächst schälen und dann pressen, die Zwiebel ebenfalls schälen und dann fein würfeln. Beides mit 1 EL Rapsöl anbraten. Dann den Spinat dazugeben.

Die Hähnchenbrust salzen und pfeffern sowie im restlichen Öl knusprig anbraten. Den Spinat dann mit Gewürzen abschmecken und den Feta darüber zerbröseln lassen. Vor dem Servieren das Hähnchen auf dem Spinat-Feta-Bett drapieren.

Tag 13

Frühstück

Chorizo Ei Muffins

Zubereitungszeit: ca. 20 Minuten

Nährwerte:

- ✓ **Kalorien: 94 kcal**
- ✓ **Fett: 6 g**
- ✓ **Eiweiß: 7,5 g**

Zutaten:

- ✓ 100 g Chorizo
- ✓ 6 Eier
- ✓ 100 g Grünkohl (alternativ Spinat)
- ✓ 240 g Kürbispüree
- ✓ Salz und Pfeffer

Optionale Zutaten:

- ✓ 120 g geriebener Cheddar
- ✓ Sriracha, Ketchup
- ✓ Avocado

Zubereitung:

Den Grünkohl klein hacken und in einer Pfanne für knapp 5 Minuten dämpfen. Dann die gewürfelte Chorizo gut anbraten. Die Mischung abkühlen lassen und dann das Kürbispüree und die Eier in einer Schüssel gut miteinander vermischen. Dafür sollte am besten ein elektrischer Mixer genutzt werden.

Die entstandene Masse in die Schüssel geben und Salz und Pfeffer hinzufügen. Hier kann nach Belieben Käse hinzugefügt werden.

Die Mischung in eine Silikon-Muffinform geben. Nicht von der Flüssigkeit der Masse beeindrucken lassen, beim Backen wird alles fest.

Die Muffinform in den Ofen stellen und für ca. 20-25 Minuten backen, bis der Teig goldgelb wird.

Die Muffins nach dem Herausnehmen ein wenig abkühlen lassen und noch warm genießen.

Mittagessen

Warmer Zucchini-Salat

Zubereitungszeit: 30 Minuten

Nährwerte:

- ✓ **Kalorien: 353 kcal**
- ✓ **Fett: 27,1 g**
- ✓ **Eiweiß: 18 g**

Zutaten:

- ✓ 400 g Zucchini
- ✓ 30 ml Olivenöl
- ✓ 3 Knoblauchzehen
- ✓ 115 g Cherrytomaten
- ✓ Salz und Pfeffer
- ✓ 60 g Ziegenkäse
- ✓ 60 g Prosciutto, in Scheiben
- ✓ 150 g Spinat
- ✓ 15 Blatt Basilikum

Zubereitung:

Zunächst den Ofen auf 180 °C vorheizen. Dann ein Backblech mit Backpapier versehen und die gewaschenen Tomaten, das Olivenöl, Salz und Pfeffer darauf verteilen. Alles für 25 Minuten in den Ofen schieben und dann den Knoblauch hinzufügen. Für 8-10 Minuten backen, bis der Knoblauch ganz weich ist.

Ein weiteres Backblech vorbereiten und darauf die Prosciutto-Scheiben darauf auslegen. Solange backen bis sie knackig sind. Das Blech erst nach dem Garen aus dem Backofen nehmen und abkühlen lassen.

Unter Zuhilfenahme eines Spiralschneiders Zucchini-Nudeln herstellen.

Den Ziegenkäse zwischenzeitlich in Scheiben zerkleinern und auf ein Backblech legen. Für 5-7 Minuten backen, bis der Käse schmilzt.

Die Zucchini-Nudeln und den Spinat in eine Pfanne geben und gut anbraten. Anschließend die gerösteten Tomaten dazugeben.

Die Prosciutto-Scheiben in kleine Stücke zerkleinern. Die Nudeln in eine Schüssel geben und mit den Prosciutto-Chips vermengen, dem gebackenen Ziegenkäse und etwas Pfeffer vermengen.

Abendessen

Brokkoli-Curry

Zubereitungszeit: 45 Minuten

Nährwerte:

- ✓ **Kalorien: 450 kcal**
- ✓ **Fett: 26 g**
- ✓ **Protein: 42 g**

Zutaten:

- ✓ 300 g frische Hühnerbrust Filets
- ✓ 750 g Brokkoli, TK
- ✓ 200 ml Kokosmilch, ungesüßt
- ✓ 2 TL Sesam Öl
- ✓ 1/2 EL Thai Curry
- ✓ 1 TL Cayenne Pfeffer
- ✓ 4 EL Kürbiskerne
- ✓ etwas Salz

Zubereitung:

Zuerst den Brokkoli bissfest garen. Dann die Hühnerbrust-Filets in kleine Stücke schneiden. Das

Sesam-Öl in einer großen Pfanne erhitzen und das Fleisch kurz darin anbraten. Die Kokosmilch dazugeben und das Hühnchen darin durchgaren lassen. Mit Curry und Cayenne Pfeffer würzen, die Kürbiskerne einrühren. Die Brokkoli Röschen zum Curry dazugeben.

Snack

Grissini mediterran

Zubereitungszeit: 20 Minuten

Nährwerte (pro 100 g)

- ✓ **Kalorien: 317 kcal**
- ✓ **Fett: 25,4 g**
- ✓ **Protein: 11,6 g**

Zutaten für den Teig:

- ✓ 140 g Mandelmehl
- ✓ 45 g Flohsamenschalen gemahlen
- ✓ 10 g Bambusfasern
- ✓ 1 TL Guarkernmehl
- ✓ 1 Päckchen Trockenhefe
- ✓ 1 P, Weinsteinbackpulver
- ✓ je 1/2 TL Brotgewürz und Salz
- ✓ 3 Eiweiß
- ✓ 2 EL Apfelessig
- ✓ 2 EL Olivenöl

- ✓ 150 ml sehr warmes Wasser
- ✓ 50 g Sonnenblumenkerne
- ✓ 60 g geriebener Parmesan
- ✓ 40 g getrocknete Tomaten
- ✓ 50 g grüne Oliven
- ✓ je 1/2 TL Rosmarin und Thymian, fein gehackt

Zutaten für den Belag:

- ✓ 1 Eidotter, mit etwas Wasser versprudelt
- ✓ 10 g Sesam

Zubereitung:

Den Backofen auf 190 °C Ober-/Unterhitze vorheizen.

Die Sonnenblumenkerne, die getrockneten Tomaten und die Oliven sehr fein schneiden.

Gemeinsam mit allen weiteren Zutaten in eine Schüssel geben und zu einem homogenen Teig mixen. Den Teig dann einige Minuten lang ruhen lassen. Zwischenzeitlich zwei Backbleche mit Backpapier auslegen.

Nun Teigstücke von etwa 25 bis 30 Gramm abteilen und jeweils zu dünnen, fingerdicken Rollen von rund 20 cm Länge rollen. Rollen nebeneinander aufs Backblech legen, mit dem Dottergemisch einpinseln und mit Sesam bestreuen. Circa 20 bis 25 Minuten backen, bis die

Stäbchen schön braun sind.

Tag 14

Frühstück

Frühstückslasagne

Zubereitungszeit: 1 h 10 Minuten

Nährwerte (pro Portion):

- ✓ **Kalorien: 393 kcal**
- ✓ **Fett: 31 g**
- ✓ **Proteine: 26 g**

Zutaten:

- ✓ 40 g Butter
- ✓ 400 g Frischkäse
- ✓ 18 Eier
- ✓ 400 g Bratwurst grob
- ✓ 100 g gekochter Schinken
- ✓ 350 ml Rinderbrühe
- ✓ 100 g Speck
- ✓ 125 Mozzarella
- ✓ 125 g geriebener Parmesan

✓ 1 TL Salz und ½ TL Pfeffer

Zubereitung:

Den Backofen zu allererst für die Lasagne auf 160 °C vorheizen. Dann die Eier miteinander verquirlen und die Hälfte der Menge in eine heiße Pfanne gießen und wie ein Omelett stocken lassen. Mit Salz und Pfeffer nach Belieben würzen. Denselben Prozess mit der restlichen Eimasse vornehmen. Die entstandene Masse für die nächsten Schritte erst einmal bei Seite stellen.

Als nächsten Schritt die Bratwurstmasse in eine andere Pfanne geben und für ca. 6 min braten, sodass eine krümelige Konsistenz entsteht. Nach und nach den Frischkäse und die Rinderbrühe hinzufügen. Die Soße anschließend für ca. 2 min köcheln lassen, bis sie langsam dicker wird. Dann nach Belieben mit Salz und Pfeffer abschmecken.

Eine eckige Auflaufform einfetten und eine erste Schicht der Eimasse darin verteilen. Die Bratwurstsoße mit dem gekochten Schinken als zweite Schicht hinzufügen. Den Prozess wiederholen und dann den Schinken mit dem Mozzarella (in Scheiben geschnitten) belegen. Anschließend die überbleibende Soße und die Lasagne mit dem Parmesan bestreuen.

Die Lasagne anschließend im Ofen bei 160 °C Umluft bei 30 min backen.

Mittagessen

Cannelloni mit Spinat, Zucchini und Ricotta

Zubereitungszeit: 25 Minuten

Nährwerte (pro Portion):

- ✓ **Kalorien: 591 kcal**
- ✓ **Fett: 35 g**
- ✓ **Protein: 38 g**

Zutaten:

- ✓ 4 große Zucchini
- ✓ 100 g Spinat
- ✓ 100 g Mangold
- ✓ 250 g Mozzarella (2 Kugel)
- ✓ Knoblauchzehe
- ✓ 10 g Basilikum
- ✓ 450 g Ricotta
- ✓ 1 Eigelb
- ✓ ½ Bio-Zitrone (Schale)
- ✓ Pfeffer und Salz

- ✓ 2 TL Olivenöl
- ✓ 500 g Tomatenpüree (Glas)
- ✓ 1 TL getrocknete italienische
- ✓ Kräuter
- ✓ 1 Stück Parmesan

Zubereitung:

Die Zucchini zunächst waschen und in dünne Scheiben schneiden. Den Mangold und den Spinat putzen und von groben Stielen befreien. Beides in kochendem Salzwasser für ca. 2 Minuten garen. Anschließend kalt abschrecken, gut abtrocknen und grob hacken. Den Knoblauch schälen und klein hacken. Das Basilikum waschen und Blättchen für die Garnitur für später beiseitelegen. Anschließend den Rest fein hacken.

Den Ricotta gemeinsam mit dem Knoblauch, dem Eigelb und Zitronenschale, gehacktem Basilikum, Spinat und Mangold in eine Schüssel geben und miteinander vermischen. Alles mit Pfeffer und Salz abschmecken.

Backofen auf 180 °C Umluft vorheizen.

Eine Form mit Olivenöl einpinseln. Das Tomatenpüree mit den Gewürzen in die Form geben und jeweils 3-4 Zucchinischeiben überlappend auf einer Arbeitsfläche auslegen. 2 EL Ricotta Gemüse-Füllung darauf geben und vorsichtig einrollen. Anschließend die Zucchini-

Cannelloni mit der Naht nach unten in die Form und auf die Sauce legen. Das restliche Tomatenpüree darum herum und darauf verteilen.

Den Mozzarella klein schneiden und den Parmesan reiben. Die Cannelloni mit dem Käse bestreuen und das restliche Öl hinzufügen. Die Auflaufform in den Ofen schieben und die Cannelloni 30-35 Minuten darin backen. Wenn sie fertig sind, die restlichen Basilikumblättchen über die Cannelloni verteilen.

Abendessen

Avocado mit Käsewürfeln

Zubereitungszeit: ca. 25 Minuten

Nährwerte (pro Portion):

- ✓ **Kalorien: 293 kcal**
- ✓ **Fett: 26 g**
- ✓ **Protein: 9 g**

Zutaten:

- ✓ 5 Kirschtomaten
- ✓ 75 g Feta (1 Stück)
- ✓ 75 g Gouda (1 Stück)
- ✓ 20 g schwarze entsteinte Oliven (1 EL)
- ✓ kleine Zwiebel
- ✓ 2 Stiele Minze
- ✓ 2 reife Avocados
- ✓ Limette
- ✓ 1 EL Olivenöl
- ✓ Salz und Pfeffer

Zubereitung:

Zuerst die Tomaten waschen und sorgfältig vierteln. Feta und Gouda in Würfel schneiden. Die Oliven in Ringe schneiden. Die Zwiebel schälen und in schmale Streifen schneiden. Danach die Minze waschen, trocknen und die gebrauchten Blätter abzupfen. Avocados halbieren, die Kerne entfernen und das Fruchtfleisch aushöhlen, dabei einen Rand stehen lassen.

Das Fruchtfleisch in kleine Würfel schneiden und mit Tomaten, Käse, Oliven, Zwiebeln, Minze, 2 EL Limettensaft und Olivenöl mischen. Alles mit Salz und Pfeffer abschmecken. Die Avocado-Hälften mit dem restlichen Limettensaft bestreichen und den Salat einfüllen.

LIEBE LESERIN – LIEBER LESER

Sind sie mit dem Buch zufrieden? Wurden die Erwartungen erfüllt?

Dann freue ich mich auf ihre Rückmeldung, auf Lob, Kritik und Anregungen.

Daher würde ich mich freuen, wenn sie ein Feedback auf Amazon hinterlassen, damit ich für sie besser werden kann.

Herzlichen Dank im voraus.

Mark Lipke

HAFTUNGSAUSSCHLUSS

Die Benützung dieses Buches und die Umsetzung der darin enthaltenen Informationen erfolgt ausdrücklich auf eigenes Risiko. Der Verlag und auch der Autor können für etwaige Unfälle und Schäden jeder Art, die sich beim Besuch von in diesem Buch aufgeführten Orten ergeben (z.B. aufgrund fehlender Sicherheitshinweise), aus keinem Rechtsgrund eine Haftung übernehmen. Rechts- und Schadenersatzansprüche sind ausgeschlossen. Das Werk inklusive aller Inhalte wurde unter größter Sorgfalt erarbeitet. Dennoch können Druckfehler und Falschinformationen nicht vollständig ausgeschlossen werden. Der Verlag und auch der Autor übernehmen keine Haftung für die Aktualität, Richtigkeit und Vollständigkeit der Inhalte des Buches, ebenso nicht für Druckfehler. Es kann keine juristische Verantwortung sowie Haftung in irgendeiner Form für fehlerhafte Angaben und daraus entstandenen Folgen vom Verlag bzw. Autor übernommen werden.

URHEBERRECHT

IMPRESSUM

Kontakt: Mark Lipke,Kuhanger 9,31787 Hameln
Covergestaltung: B.M
Coverfoto: Depositphotos

Printed in Poland
by Amazon Fulfillment
Poland Sp. z o.o., Wrocław

67639471R00197